ESSAI

SUR LE

DIAGNOSTIC DU GLAUCOME PRIMITIF

PAR

LE Dʳ JACQUES THOMAS

CHEF DE CLINIQUE A LA CLINIQUE NATIONALE OPHTALMOLOGIQUE DES QUINZE-VINGTS

ANCIEN EXTERNE DES HÔPITAUX DE PARIS

ANCIEN INTERNE DE L'HÔPITAL DE TOURS

ANCIEN CORRECTEUR ET LAURÉAT DE L'ÉCOLE DE MÉDECINE DE TOURS

(MÉDAILLE DE BRONZE, 1892; MÉDAILLE D'ARGENT, 1893; MÉDAILLE DE VERMEIL, 1894)

TOURS

IMPRIMERIE DESLIS FRÈRES

6, RUE GAMBETTA, 6

1897

ESSAI

SUR LE

PRONOSTIC DU GLAUCOME PRIMITIF

ESSAI

PRONOSTIC DU GLAUCOME PRIMITIF

PAR

LE DR JACQUES THOMAS

AIDE DE CLINIQUE A LA CLINIQUE NATIONALE OPHTALMOLOGIQUE DES QUINZE-VINGTS
ANCIEN EXTERNE DES HÔPITAUX DE PARIS
ANCIEN INTERNE DE L'HÔPITAL DE TOURS
ANCIEN PROSECTEUR ET LAURÉAT DE L'ÉCOLE DE MÉDECINE DE TOURS
(MÉDAILLE DE BRONZE, 1892; MÉDAILLE D'ARGENT, 1893; MÉDAILLE DE VERMEIL, 1894)

TOURS

IMPRIMERIE DESLIS FRÈRES

6, RUE GAMBETTA, 6

—

1897

A MON PÈRE

LE DOCTEUR LOUIS THOMAS

CHIRURGIEN EN CHEF DE L'HÔPITAL DE TOURS
PROFESSEUR A L'ÉCOLE DE MÉDECINE
MEMBRE CORRESPONDANT
DE L'ACADÉMIE DE MÉDECINE ET DE LA SOCIÉTÉ DE CHIRURGIE

———

A MA MÈRE

A MON PRÉSIDENT DE THÈSE

M. LE PROFESSEUR PANAS

PROFESSEUR DE CLINIQUE OPHTALMOLOGIQUE A LA FACULTÉ DE MÉDECINE DE PARIS

MEMBRE DE L'ACADÉMIE DE MÉDECINE, ETC.

A MES PREMIERS MAITRES

LES PROFESSEURS DE L'ÉCOLE DE MÉDECINE DE TOURS

A M. LE DOCTEUR DELENS

CHIRURGIEN DES HÔPITAUX
PROFESSEUR AGRÉGÉ À LA FACULTÉ DE MÉDECINE DE PARIS

A M. LE DOCTEUR TROUSSEAU

MÉDECIN DE LA CLINIQUE NATIONALE OPHTALMOLOGIQUE DES QUINZE-VINGTS

A M. LE DOCTEUR ROCHON-DUVIGNEAUD

ANCIEN CHEF DE CLINIQUE OPHTALMOLOGIQUE DE LA FACULTÉ DE MÉDECINE DE PARIS
MÉDECIN ASSISTANT DU SERVICE D'OPHTALMOLOGIE DE L'HÔPITAL LARIBOISIÈRE

AVANT-PROPOS

Nous tenons tout d'abord à exprimer à M. le professeur Panas nos sentiments de respectueuse et profonde reconnaissance pour l'honneur qu'il nous a fait en acceptant la présidence de notre Thèse.

Nous ne saurions trop remercier nos maîtres de l'École de médecine de Tours qui, pendant quatre ans, nous ont donné les preuves du plus bienveillant intérêt. C'est là où nous avons fait nos premiers pas en oculistique sous l'affectueuse direction de notre père : qu'il reçoive ici le souvenir reconnaissant de son ancien élève.

Nous n'aurons jamais l'ingratitude d'oublier l'accueil si bienveillant que nous avons reçu partout dans les hôpitaux de Paris.

Mais qu'il nous soit permis d'assurer deux de nos maîtres de la respectueuse affection que nous leur avons vouée en échange de toutes leurs bontés pour nous.

M. le Dr Trousseau nous a fait l'honneur de nous accepter comme son aide dans son très important service de la Clinique nationale d'ophtalmologie des Quinze-Vingts. Sous sa direction éclairée, nous avons appris la technique opératoire, et cette partie de nos connaissances n'est pas la moindre que nous lui devons.

Pendant les deux ans que nous avons passés près de lui à Lariboisière, M. le Dr Rochon-Duvigneaud nous a prodigué sans compter les enseignements précieux de sa vaste érudition.

Cette Thèse a été écrite sous son inspiration : il nous a constamment guidé dans notre travail avec une bienveillance qui nous a été droit au cœur. Les emprunts nombreux que nous avons faits à ses remarquables travaux diront, mieux que tout, l'admiration et l'estime que nous avons pour lui.

INTRODUCTION

Malgré le nombre considérable de travaux publiés sur le glaucome, il nous a cependant paru intéressant de rechercher quel était le pronostic actuel du glaucome primitif.

Avant de Græfe, tous les ophtalmologistes, Mackenzie, Desmarres, Sichel, etc., sont d'accord pour reconnaître la marche fatale de cette terrible affection et l'impuissance des moyens dont disposent alors les ophtalmologistes pour la combattre. Desmarres père écrivait avec raison dans la deuxième édition de son traité : « Le glaucome étant incurable, il devient difficile de poser les bases d'un traitement; » et Sichel, en 1846 : « Il n'y a pas de guérison du glaucome scientifiquement constatée. » En 1857, de Græfe adresse à l'Institut de France son fameux mémoire *sur la guérison du glaucome au moyen d'un procédé opératoire*. Ce procédé opératoire était l'iridectomie.

Le tableau change : le glaucome n'est plus fatalement une affection incurable, et de Græfe indique dans quelles proportions on peut espérer par son procédé la guérison des diverses catégories de la maladie. Dans les années qui suivirent, de toutes parts arrivèrent aux Sociétés savantes des communications sur les résultats obtenus par « l'immortelle découverte de de Græfe », pour employer la formule consacrée.

Cependant, une nouvelle opération ne tarde pas à être proposée: c'est, en 1871, la sclérotomie du professeur Quaglino.

L'iridectomie n'aurait-elle donc pas tenu tout ce qu'elle promettait? ou tout au moins les résultats obtenus par elle ne semblaient-ils pas satisfaisants à tous les praticiens? Il est permis de le supposer.

Quoi qu'il en soit, la sclérotomie de Quaglino fait son chemin : de Wecker l'applique, lui aussi, en transformant le manuel et le mode opératoires. Mauthner s'en fait le champion et l'oppose à l'iridectomie de de Græfe.

Mais la sclérotomie ne remplit pas à son tour tous les désidérata, et nous voyons proposer les opérations les plus diverses : ponction du vitré — déjà pratiquée un siècle avant, — élongation nerveuse et toutes les modifications possibles de l'iridectomie et de la sclérotomie, ce que nous nous permettrons d'appeler leurs succédanés.

Devant cette diversité de moyens thérapeutiques, il nous est permis de nous demander ce qu'est devenu le pronostic du glaucome. Les publications modernes laissent planer sur ce point l'indécision la plus complète. Chaque promoteur d'un procédé nouveau affirme avoir accru d'une façon sensible la curabilité du glaucome. A côté de ces optimistes, des pessimistes en reviennent au pronostic toujours fatal de Desmarres père.

— 5 —

Logetchnikow a publié des observations où iridectomies
et sclérotomies multiples et répétées n'ont pu entraver le
moins du monde la marche de l'affection. Bien d'autres
comme lui ont également poussé au noir le tableau du
glaucome.

La difficulté de se faire une opinion au milieu d'avis si
discordants nous a amené à prendre cette recherche
comme sujet de notre thèse. Il pouvait paraître simple.
au premier abord, de trancher cette question : nous nous
sommes bien vite trouvé en présence d'un écueil que
nous ne soupçonnions pas. Cet écueil était le petit
nombre de documents nous permettant d'éclairer notre
religion.

Étant donnée la quantité considérable de travaux sur le
glaucome, cette disette de documents peut paraître sur-
prenante ; aussi nous hâtons-nous de nous expliquer.

Nous aurons l'occasion de montrer souvent, au cours
de ce travail, l'insuffisance de la majorité des observations : observations incomplètes et surtout ne donnant
pas le plus souvent *les résultats à longue échéance*. Or,
ce sont les seuls sur lesquels on puisse tabler pour se
faire une opinion rationnelle.

Un autre fait qui nous a frappé est le suivant : tous les
auteurs qui produisent une statistique pour défendre ou
pour appuyer une opération se laissent instinctivement
entraîner à compter pour favorables des résultats souvent
fort contestables. — Nous ne voulons pas mettre en doute
leur bonne foi, mais le fait est réel, et nous aurons plusieurs fois l'occasion de le signaler.

Il nous a donc fallu reprendre toutes les observations
publiées depuis 1857 ; le plus grand nombre, ne don-

nant pas de résultats éloignés, ne nous ont été de ce fait d'aucune utilité. Cette sélection a eu pour effet de nous laisser seulement une quantité minime de matériaux utilisables, et, par suite, nous a obligé à réduire notre objectif.

Nous n'aurons donc pas la prétention de donner ici un pronostic complet, immuable : loin de nous cette pensée. Nous avons seulement fait un modeste *essai sur le pronostic du glaucome primitif*.

La publication d'observations nombreuses, prises pendant de longues années, pourrait seule permettre d'arriver à un résultat sensiblement exact. Notre travail n'aurait-il eu que le faible mérite de démontrer le trop petit nombre de documents complets, d'observations longuement suivies, que nous nous tiendrons pour très heureux d'avoir pu y atteindre.

PREMIÈRE PARTIE

CHAPITRE I

CATÉGORIES CLINIQUES DU GLAUCOME

L'obscurité qui entoure encore la pathogénie du glaucome ne permet pas d'autres classifications qu'une classification clinique.

L'absence ou la présence des phénomènes congestifs dans le segment antérieur de l'œil va fournir une première division : glaucome inflammatoire ou glaucome à attaques d'une part, glaucome non inflammatoire ou glaucome simple d'autre part.

Le glaucome inflammatoire se subdivisera lui-même à son tour, suivant la marche de l'affection, en aigu et en chronique : le glaucome inflammatoire chronique est encore appelé par certains auteurs chronique irritatif ou subaigu.

Le glaucome simple ne présente aucune sous-classe : cependant une affection sujette à discussion, l'amaurose avec excavation, fait partie pour les uns du glaucome simple, tandis que pour d'autres elle n'a aucun rapport avec le processus glaucomateux. Nous traiterons d'ailleurs complètement cette question par la suite.

Enfin, il faut ajouter à ces trois grandes formes le glaucome hémorrhagique, à qui nous devons faire une place à part, pour des raisons que nous exposons au chapitre suivant.

En résumé, nous aurons à considérer :

A. — *Le glaucome aigu ;*

B. — *Le glaucome inflammatoire chronique ;*

C. — *Le glaucome simple ;*

D. — *Le glaucome hémorrhagique.*

CHAPITRE II

MARCHE SPONTANÉE DU GLAUCOME

Avant d'aborder l'étude des résultats que donnent les divers traitements, il est absolument nécessaire de rappeler brièvement : 1° la marche du glaucome non traité ; 2° les moyens thérapeutiques mis en œuvre pour le combattre.

Nous allons, dans ce chapitre, traiter de l'évolution des trois formes de l'affection, nous réservant le chapitre suivant pour la thérapeutique antiglaucomateuse.

A. — Le glaucome aigu

Le glaucome aigu procède dans la grande majorité des cas d'une façon identique, et l'on peut lui considérer trois stades : le stade prodromique, le glaucome évolué, le glaucome absolu.

1° Le STADE PRODROMIQUE est constitué par de légères attaques, des attaques avortées pour ainsi dire. Ces légères attaques : obnubilations, vision irisée, durent quelques heures ; puis, l'œil revient à l'état normal. Très espacées tout d'abord, de plusieurs semaines et même de plusieurs mois, elles deviennent bientôt de plus en plus fréquentes. A mesure que leur fréquence augmente, le retour *ad integrum* n'est plus la règle après l'attaque : l'acuité visuelle baisse chaque fois davantage, et ce d'autant plus que le stade prodromique dure plus longtemps. Cette durée de la période prodromique du glaucome aigu est essentiellement variable : elle peut n'être que de quelques semaines, elle peut même faire défaut ou, plus exactement, passer inaperçue : l'attaque aiguë survenant presque immédiatement, ou bien les phénomènes monoculaires n'attirant pas l'attention du malade. D'autres fois, au contraire, les attaques prodromiques se reprodui ront pendant de longues années avant l'apparition du stade aigu.

La maladie pourrait même parfois en rester indéfiniment au stade prodromique : la chose n'est pas suffisamment prouvée. Des cas où l'affection reste pendant de longues années au stade prodromique peuvent en effet prêter à confusion : quoi qu'il en soit, ce n'est là que l'exception.

2° L'ATTAQUE AIGUE survient avec tout son cortège inflammatoire : une cécité incurable peut quelquefois en résulter. C'est le glaucome foudroyant, forme atypique, heureusement rare.

Dans la grande majorité des cas, les symptômes aigus disparaissent après un temps variant de quelques jours à une ou deux semaines, mais ils laissent à l'œil la marque de leur passage. Nous ne parlons pas de l'habitus glaucomateux, mais de l'affaiblissement marqué de l'acuité visuelle qui ne revient jamais à son état antérieur, même dans les cas très favorables. Cet abaissement de l'acuité sera d'autant plus marqué que la période prodromique aura été plus longue, par suite de l'excavation du nerf optique qui en résulte.

Cependant, dans certains cas heureux la vision atteint de nouveau un degré assez élevé pour faire croire à une guérison, apparente le plus souvent, en tout cas momentanée, car, après un temps plus ou moins long, une deuxième attaque surviendra qui emportera encore un peu de l'acuité visuelle déjà si éprouvée. Par la suite, de nouvelles rechutes apparaîtront sans cause apparente, ou à la suite d'un excès, d'une fatigue, souvent périodiquement.

Enfin, d'attaques en attaques, très rapidement, l'œil en arrive au

Troisième stade : LE GLAUCOME ABSOLU : Vision abolie, tension élevée, pupille profondément excavée; enfin, comme terme ultime, l'atrophie du globe, et c'est seulement à cette période que le malade ne souffre plus de son œil.

B. — Glaucome inflammatoire chronique

La marche du glaucome inflammatoire chronique débute comme le glaucome aigu. Le stade prodromique dure plus ou moins longtemps; puis, graduellement, les attaques deviennent plus fréquentes, plus longues, plus intenses. — L'affection est établie; parfois une véritable attaque aiguë dans toute sa violence ouvre la scène. Mais les phénomènes inflammatoires ne se dissipent pas entièrement, et l'évolution chronique va suivre son cours avec des alternatives de poussées aiguës et d'améliorations passagères.

Dans bien des cas, au contraire, il n'y a pas, à proprement parler, d'attaque aiguë : sans transition brusque, le stade prodromique fait place insensiblement au processus inflammatoire chronique, qui va conduire l'œil à la dégénérescence glaucomateuse.

Mais, même à cette période ultime, tant que l'atrophie du globe ne sera pas chose faite, le malade a encore des sensations lumineuses qui entretiennent en lui l'espoir toujours déçu du retour de la vision.

Ce qui caractérise d'ailleurs la marche du glaucome chronique irritatif, ce sont ces alternances de vision relative et de cécité presque complète.

C. — Glaucome chronique simple

Tout autre est le tableau de l'évolution du glaucome simple. Là pas d'attaque prodromique, mais seulement des obnubilations légères qui en tiennent lieu. L'hypertonie existe sans trace d'inflammation : elle est souvent même impossible à diagnostiquer par le toucher. Les lésions ne tardent pas à apparaître au pôle postérieur de l'œil : le halo, l'excavation, l'atrophie. L'acuité visuelle baisse lentement, le champ visuel se rétrécit.

Un fait intéressant est que l'acuité visuelle centrale peut rester bonne longtemps, et l'on verra des malades, ayant les plus grandes difficultés à se conduire, faire de petits travaux.

Cette diminution de la vision progresse avec une telle lenteur que bien des patients ne s'aperçoivent de leur maladie qu'alors que l'œil est presque amaurotique, si l'autre est resté sain.

Nous aurions pu traiter ici la question si controversée
de l'amaurose avec excavation : nous aurons l'occasion de
nous en occuper avec le pronostic du glaucome simple.

D. — Glaucome hémorrhagique

Fuchs, dans son *Traité d'Ophtalmologie*, considère le
glaucome hémorrhagique comme un glaucome secondaire
à des hémorrhagies rétiniennes survenant chez des
artério-scléreux. Au Congrès d'Heidelberg en 1892, le
D\r Valude a donné les résultats de l'examen histologique
de quatre yeux atteints de glaucome hémorrhagique : il a
trouvé constamment une artério-sclérose généralisée. Il
en conclut que le glaucome hémorrhagique est une maladie à part.

Nous pouvons donc, en nous appuyant sur ces deux
auteurs, laisser de côté le glaucome hémorrhagique comme
n'étant point un glaucome primitif.

D'ailleurs, il n'est pas intéressant à considérer au point
de vue du pronostic : tous les auteurs s'accordent, en effet,
à reconnaître que sa terminaison est fatale, quel que soit
le traitement qu'on lui applique.

Il n'y a donc pas lieu de revenir sur cette affection dans
le cours de notre étude, et seules les trois grandes catégories du glaucome primitif doivent nous inquiéter.

CHAPITRE III

LA THÉRAPEUTIQUE DU GLAUCOME

Jusqu'à de Græfe, la thérapeutique du glaucome était réduite à fort peu de chose. Nous avons déjà cité l'opinion de Desmarres père proclamant l'incurabilité de cette affection et déclarant difficile d'en indiquer le traitement.

Guérin de Lyon, Mackenzie et bien d'autres pratiquèrent des *ponctions sclérales* ; Desmarres et Sperino essayent la méthode *des paracentèses répétées* de la chambre antérieure. Mais la curabilité du glaucome n'en est pas augmentée.

Avec de Græfe commence l'ère du glaucome traité : l'iridectomie fut le premier pas dans la voie du traitement. A sa suite nous voyons apparaître une quantité considérable d'opérations diverses, de médications variées.

Aussi, pour se guider dans l'étude de ces moyens thérapeutiques nombreux, est-il nécessaire de procéder avec méthode. Nous étudierons donc d'abord le traitement médical, puis le traitement chirurgical.

1° Traitement médical

Là encore il nous faut établir une subdivision et envisager séparément le traitement local et le traitement général, si toutefois il en existe un.

a) TRAITEMENT LOCAL. — L'action hypotonisante de l'atropine sur l'œil normal devait fatalement conduire à l'idée de l'appliquer au traitement du glaucome. L'hypotonie produite par ce médicament avait été démontrée expérimentalement par les recherches de Pflüger, Wegner, Adamück, Grünhagen.

Or, ce qui se produit sur l'œil normal est loin de se produire sur l'œil glaucomateux, sur lequel l'atropine amène, au contraire, une élévation de tension : cette action est même si manifeste que bien souvent une attaque de glaucome survient après une instillation d'atropine sur un œil n'ayant jamais présenté de phénomènes prodromiques, mais, sans nul doute, prédisposé à cette affection.

Wharton Jones fut le premier qui signala l'action inverse de l'atropine sur les yeux glaucomateux ; plus tard, de Græfe appela de nouveau l'attention sur ce point. Enfin, H. Derby, Warlomont, Hirschberg et *tutti quanti* viennent apporter des preuves irréfutables et nombreuses de l'action néfaste de l'atropine.

Les mydriatiques agissant défavorablement, il était tout indiqué d'essayer leur antidote, les myotiques. C'est ce que fit Laqueur en 1877, et presque à la même époque A. Weber. Le myotique employé était la fève de Calabar : les expériences démontrèrent la justesse de leurs prévisions. L'ésérine était bien un médicament antiglaucomateux.

A ses débuts elle fut employée surtout comme adjuvant après une opération, ou comme palliatif à la période prodromique. Cependant sa place tend à devenir plus importante, et l'on peut la considérer, dans bien des cas chroniques, comme un véritable agent curatif en prolongeant son action pendant un temps assez long, ainsi que l'a dit le professeur Panas dans une communication à l'Académie de Médecine, le 15 juin 1886.

L'ésérine, qui s'emploie à la dose de 1 pour 100 au plus sous forme de salicylate ou de sulfate, présente l'inconvénient de provoquer des contractions douloureuses du muscle ciliaire et parfois de la conjonctivite folliculaire. Ce dernier accident peut devenir souvent assez sérieux pour obliger à en suspendre l'emploi. C'est ce qui a fait le succès du nitrate de pilocarpine, qui possède une efficacité réelle, quoique moins intense, comme action, que l'ésérine : on l'emploie à la dose de 2 pour 100. L'absence d'irritation rend son usage préférable à celui de l'ésérine dans le cas où les instillations doivent être prolongées pendant plusieurs mois ou plusieurs années.

Enfin, nous signalons un dernier myotique, sur les avantages et les inconvénients duquel on n'est pas encore bien fixé : c'est le bromhydrate d'arécoline, dont l'action sur l'iris est encore plus puissante et plus rapide que celle de l'ésérine.

On a cherché à expliquer de bien des manières le mode d'action des myotiques dans le glaucome : l'ignorance dans laquelle nous sommes sur sa pathogénie réduit toutes ces explications au rang de simples hypothèses. Nous allons d'ailleurs rappeler brièvement les principales.

Le déplissement de l'iris produit par les myotiques est la pierre d'achoppement de la plupart des théories. Weber attribue l'action hypotonisante du déplissement irien à ce fait que l'angle irido-cornéen et, par suite, le canal de Schlemm se trouvent dégagés.

Staderini pense que la tension de l'iris, en rendant béantes les cryptes iriens, favorise ainsi la circulation entre les chambres antérieure et postérieure.

Nous passons sous silence d'autres interprétations du même genre pour arriver à une théorie plus récente due à Pflüger (de Berne). Pour lui l'ésérine agit d'abord sur les vaisseaux sanguins en déterminant leur contraction : par suite, le sang pénètre avec plus de force dans l'œil. Il en résulterait une diminution de l'hypérémie veineuse et un abaissement consécutif de la tension.

Par la contraction du muscle ciliaire, la racine de l'iris se retire de l'angle irido-cornéen, le tissu trabéculaire scléro-cornéen est élargi, et la pression du canal de Schlemm diminuée. La tension de l'iris a pour effet de rendre la circulation irienne plus facile et de ce fait de faciliter également la circulation des vaisseaux choroïdiens du segment antérieur.

Nous voyons donc que Pflüger fait reposer sa théorie sur la tension de l'iris, la contraction des vaisseaux sanguins et celle du muscle ciliaire.

Certains auteurs ont voulu faire jouer un rôle important au muscle ciliaire dans la genèse de l'hypertonie : pour eux le corps ciliaire ne serait pas seulement l'organe de l'accommodation, mais de plus une espèce de pompe ou cœur lymphatique destiné à refouler les liquides superflus de la chambre antérieure dans le système veineux. C'est d'après cette théorie que Walker a essayé, avec succès, prétend-il, le traitement du glaucome par l'usage de verres convexes dans le but de relâcher le muscle ciliaire et de le laisser tout entier à son rôle de cœur lymphatique.

Mais encore une fois, ce ne sont là qu'hypothèses, et l'intérêt de ces théories est bien minime pour les cliniciens. Pour terminer cette étude rapide de la médication locale, il nous faut mentionner l'échec de la cocaïne pour diminuer l'hypertonie : de même que l'atropine, la cocaïne est un hypotonisant des plus certains sur l'œil normal ; de même que l'atropine, elle ne l'est nullement pour l'œil glaucomateux, d'aucuns même l'accusant d'avoir provoqué des attaques de glaucome.

b Traitement général. — Les rapports du glaucome avec les diathèses goutteuse et rhumatismale ont été supposés de tout temps, bien qu'à vrai dire rien de bien probant ne soit venu confirmer cette manière de voir.

Mackenzie s'exprime ainsi : « Les glaucomateux sont souvent en proie aux symptômes d'une goutte irrégulière et ont fréquemment éprouvé dans la tête et dans les dents des douleurs que l'on considère comme rhumatismales. » Il est vrai qu'on peut objecter que ces douleurs dans la tête et dans les dents peuvent être celles du glaucome prodromique qui s'accompagne si souvent des douleurs irradiées à tout le trijumeau.

Quoi qu'il en soit, la médication antigoutteuse a été appliquée à bien des glaucomateux ; on trouve de temps en temps dans la littérature scientifique l'observation de malades guéris de leur affection oculaire par ce traitement. Mais il est impossible d'en rien conclure, d'autant plus que les intermittences des débuts du glaucome offrent une cause d'erreur facile. Rappelons-nous que Sichel, en 1846, niait toute guérison du glaucome scientifiquement constatée : il avait parfaitement raison à son époque où ni l'iridectomie ni les myotiques n'étaient encore connus.

Le salicylate de soude a aussi été essayé et possède également quelques cas guéris à son actif. Pour un nombre si restreint d'observations, on peut toujours invoquer la simple coïncidence de la fin d'une attaque et de l'ingestion du médicament. Même remarque peut être faite pour le sulfate de quinine dont l'action curative n'a jamais été démontrée.

Cependant il existe une médication à laquelle il ne faut pas refuser absolument toute créance : c'est le traitement prolongé par le bromure de potassium, à nouveau préconisé par le Dr Abadie dans ces dernières années, qui donne de sérieux résultats dans le glaucome inflammatoire chronique. C'est pour ainsi dire un traitement prophylactique : en calmant le système nerveux, on diminue la fréquence des attaques, car il est indéniable que les émotions vives, les fatigues, les colères, les excès réagissent d'une façon indirecte sur le processus glaucomateux. Le valérianate d'ammoniaque, moins sûrement efficace que le bromure de potassium, espace pourtant assez bien les attaques chez quelques personnes.

David Webster a appliqué encore la strychnine en injection hypodermique au traitement du glaucome simple ; son but est de retarder l'atrophie du nerf optique ; il est très douteux qu'il y atteigne jamais par ce procédé.

Nous ne poussons pas plus loin la nomenclature des divers médicaments essayés et rejetés successivement par tous les auteurs : nous citerons seulement, en terminant, le traitement proposé en 1860 par Tavignot, qui n'est pas à la portée de tous les malades, mais qui a du moins le mérite de l'originalité.

Tavignot conseille aux glaucomateux d'aller habiter les pays chauds, prétextant que dans ces régions le glaucome est rare !

En somme, il nous faut encore une fois répéter que l'ombre qui entoure la pathogenèse du glaucome ne nous permet pas l'application d'un traitement général rationnel, et que tous ceux mis en œuvre jusqu'à ce jour constituent de l'empirisme pur et simple.

Cela n'ôte du reste rien à leur valeur, mais nous permet de penser que le dernier mot n'est pas dit, et ne le sera qu'après éclaircissement de la pathogénie du glaucome, si obscure encore.

2° **Traitement chirurgical**

Les paracentèses et les ponctions sclérales de Mackenzie et de Desmarres ne peuvent figurer dans le traitement du glaucome qu'à titre historique. Nous verrons cependant ces opérations anciennes proposées à nouveau à plusieurs reprises sous des formes différentes par des oculistes modernes.

Le traitement chirurgical commence donc en 1856 avec de Græfe par :

a) L'IRIDECTOMIE. — « Ce n'est rien soustraire à la « gloire impérissable de notre maître que de déclarer « que c'est le hasard qui l'a conduit à cette découverte « préparée par Mackenzie et Desmarres. » Ainsi s'exprime M. de Wecker.

Nous nous permettrons de faire remarquer que de Græfe n'allait pas tellement au hasard, ainsi qu'il l'expose lui-même dans son mémoire de 1857.

Des observations cliniques, des expériences sur les animaux et des recherches antérieures sur l'iridectomie dans les cas d'irido-choroïdite avaient montré à de Græfe que cette opération amène un abaissement de la tension oculaire. D'autre part, de Græfe avait remarqué l'heureux effet momentané des ponctions sclérales et l'avait attribué à la diminution de tension. Il était donc logique avec lui-même en appliquant l'iridectomie au traitement du glaucome. Ce n'est donc pas au hasard qu'il fit sa première iridectomie antiglaucomateuse, mais guidé par des expériences antérieures. Mais ce fut un vrai bonheur de ne pas tomber d'emblée sur des glaucomes malins ou hémorrhagiques, dans lesquels l'iridectomie eût amené des désastres : de Græfe fut génial et heureux.

Nous passons sous silence le manuel opératoire bien connu de l'iridectomie de de Græfe; les modifications qui y ont été apportées seront étudiées plus loin.

De Græfe opérait avec le couteau lancéolaire qui a été depuis abandonné pour le couteau à cataracte dans l'exécution de l'iridectomie; cependant certains opérateurs, notamment le professeur Panas, se servent fréquemment du couteau lancéolaire. Ce dernier a l'avantage, à l'encontre du couteau linéaire, qui détermine un véritable éclatement de la sclérotique, de donner une plaie qui se cicatrise toujours d'une façon beaucoup plus régulière, évite les enclavements, bref met à l'abri d'accidents auxquels expose, au contraire, l'incision pratiquée avec le couteau à cataracte.

On a reproché à l'iridectomie l'éblouissement produit par le colobome irien : or, le plus généralement, il est entièrement caché sous la paupière supérieure, et l'éblouissement est réduit à une faible gène qui incommode fort peu le malade.

Les hémorrhagies de la rétine, qui surviennent très souvent après l'iridectomie, sont, en général, de peu de gravité. En quelques jours elles ont disparu, ne laissant que peu ou pas de traces de leur passage. Celles cependant qui siègent dans la région maculaire amènent la production d'un scotome qui peut persister plus ou moins longtemps.

L'hémorrhagie ne devient vraiment grave que dans la détente brusque d'un œil très hypertone ou hypertone depuis longtemps. Dans ce cas, c'est l'hémorrhagie expultrice, l'hémorrhagie *ex vacuo*, qui entraîne en quelques instants la perte irrémédiable de l'œil.

La cicatrice de l'incision sclérale peut être vicieuse par suite de l'enclavement de l'iris dans les coins de la plaie, soit au moment de l'opération, soit après : c'est la cicatrice cystoïde.

De Græfe dit l'avoir rencontrée dans 6 pour 100 des cas, et à un léger degré dans 20 pour 100. Dans le but d'éviter cet accident, certains auteurs ont cru devoir abandonner l'incision scléroticale recommandée par de Græfe ; ils pratiquent alors leur incision plus en avant au niveau du limbe de la cornée. Ils ont ainsi une plaie cornéenne qui se cicatrise plus vite que la plaie scléroticale. La cicatrice peut donc devenir plus rarement cystoïde par ce procédé.

Malheureusement on n'obtient pas du tout les mêmes

résultats qu'avec le procédé de de Græfe, ainsi que le
démontre notre maître, M. Rochon-Duvigneaud, dans ses
remarquables *Recherches sur l'angle de la chambre antérieure et le canal de Schlemm :* « Il est en effet généralement admis, dit-il, que dans ce cas les opérations
doivent porter tout à fait sur la périphérie de la chambre
antérieure. Mais nous croyons que cette indication opératoire est loin d'être toujours remplie. Nous avons exa-
miné un nombre assez considérable d'yeux antérieure-
ment iridectomisés pour glaucome et énucléés plus tard
comme inutiles et douloureux. D'une façon constante,
l'incision de la cornée avait porté fort en avant de l'angle
de la chambre antérieure, généralement en pleine membrane de Descemet, de sorte que la racine de l'iris n'avait
pas été excisée et restait accolée à la zone trabéculaire
péricornéenne.

« La soudure de Knies persistait donc après comme
avant l'opération. Nous tenons à faire remarquer que les
yeux, dont il s'agit, avaient été iridectomisés par des
opérateurs différents, de sorte que la faute, que nous
venons de signaler, paraît généralement commise. Il est
connu que dans le glaucome la cornée paraît souvent
diminuée d'étendue par suite d'une sorte d'empiètement
du bord opaque de la sclérotique. Si donc, dans un œil
sain, il faut pénétrer à 2 millimètres en arrière de la cornée transparente pour se trouver au niveau de l'angle de
filtration, c'est à une distance plus considérable du même
bord qu'il faudra inciser la sclérotique dans un cas de
glaucome avec diminution apparente des diamètres de la
cornée. »

Ces données anatomiques sont indiscutables ;

cependant, comme M. Rochon-Duvigneaud nous le fait remarquer lui-même. il ne faudrait pas en conclure à la nécessité de faire porter l'incision d'une iridectomie anti-glaucomateuse à 2 millimètres et plus du bord cornéen. Ces incisions, trop périphériques, ont de graves inconvénients. Ce qu'il faut. c'est, avec une incision dans le limbe à 1/2 millimètre tout au plus du bord transparent de la cornée. d'arracher l'iris jusqu'à sa racine par le procédé de Bowman. c'est-à-dire en faisant une iridodialyse entre deux iridotomies.

Nous croyons donc que le procédé opératoire indiqué par de Graefe est celui qui doit être suivi : la production d'une cicatrice cystoïde gênante n'est, somme toute, que l'exception. puisqu'on ne la rencontre que dans 6 pour 100 des cas.

Un degré léger de cicatrisation vicieuse ne présente pas d'inconvénients tels qu'il faille s'en préoccuper outre mesure.

Le mode d'action de l'iridectomie a donné lieu à de nombreuses interprétations. D'ailleurs, malgré cette richesse de théories. il n'en est pas une seule qui soit scientifiquement prouvée. et nous sommes obligés de dire avec de Graefe que la théorie de l'opération reste bien plus obscure que les faits empiriques : diminution de la surface excrétante. relâchement du tenseur de la choroïde, modification de la circulation de la choroïde. autant d'opinions émises par de Graefe. Il ne s'arrête à aucune, et conclut :

« Mais tout cela touche à l'hypothèse, et la valeur réelle ne pourra en être démontrée que par des observations multipliées. et la simplification des méthodes expérimentales, s'il est possible du reste d'arriver jamais à une démonstration suffisante. »

Donders fait du glaucome une névrose sécrétoire : il y aurait sécrétion de vitré d'où augmentation de son volume. Par ce fait, le cristallin est poussé en avant, détermine une tension de l'iris qui agit secondairement sur les nerfs sécréteurs ; l'iridectomie diminuant la tension irienne, l'excitation réflexe des nerfs sécréteurs disparaît du même coup.

Stilling de Cassel admet que la brèche irienne ainsi produite agit en faisant de la place au vitré augmenté de volume.

Bowman pense que l'excision de l'iris a pour effet de rendre plus facile la circulation entre la chambre antérieure et la chambre postérieure : explication qui a le grand mérite de la simplicité, mais qui n'explique pas grand'chose, attendu que la pupille est une voie bien assez large pour établir cette communication.

Exner fait jouer à l'excision irienne un rôle tout différent : la suppression du réseau capillaire de la partie enlevée a pour effet de mettre en communication directe à la racine de l'iris les artères et les veines. L'activité plus grande de la circulation, qui en est le résultat, retentit sur la pression intraoculaire en la diminuant : c'est là une idée d'histologiste.

Jusqu'ici nous avons trouvé des théories cherchant à expliquer l'iridectomie par l'excision de l'iris ; nous allons maintenant, avec M. de Wecker, entrer sur un terrain nouveau.

En 1867, M. de Wecker écrivait que, « s'il était possible de faire près du bord cornéen une large plaie sclé-

roticale sans qu'il en résultât un enclavement de l'iris,
il abandonnerait tout à fait l'excision d'une partie de cette
membrane ».

Ainsi donc, la brèche irienne ne serait rien, la plaie
scléroticale tout: l'hypotonie due à l'iridectomie serait
uniquement produite par l'incision de la sclérotique.
Seulement M. de Wecker, pour expliquer la persistance
de cette hypotonie, proposa alors la théorie de la cicatrice
à filtration.

C'est cette théorie qui allait en faire le promoteur
infatigable de la sclérotomie dont nous allons traiter maintenant.

b. La sclérotomie avait déjà été faite, en 1871, par
Quaglino, qui publia 5 cas opérés par la simple incision
péricornéenne.

Ces 5 observations, sur lesquelles nous reviendrons
par la suite, sont loin de présenter des résultats encourageants: cependant, M. de Wecker les trouve assez con-
cluants pour se déclarer partisan de la sclérotomie au
Congrès d'Heidelberg de 1871.

La même année, il pratique 7 sclérotomies marginales,
en ayant soin de ménager un pont cornéen intermédiaire
pour prévenir la hernie de l'iris. De plus, en retirant le
couteau, il lui imprime un mouvement d'arc de cercle,
« de façon à inciser avec la pointe les arcades de la
rigole de Fontana ».

Ici une légère inexactitude anatomique : les arcades de
Fontana et le ligament pectiné n'existent pas chez
l'homme, qui ne possède que le système trabéculaire
scléro-cornéen (Rochon-Duvigneaud, *loc. cit.*).

La sclérotomie agirait pour M. de Wecker, par l'établis-

sement d'une cicatrice à filtration. « Ce qui nous a conduit,
dit-il, à admettre l'action de l'iridectomie et de la sclérotomie par l'établissement d'une cicatrice à filtration,
c'est la nature particulière de cicatrices qui, se formant
sur un œil à tension élevée, s'opèrent par l'interposition
d'un tissu à fins trabécules séparés par des parties
minimes de couleur foncée, qui n'ont nullement besoin
de se distendre et donner lieu à la formation d'une cicatrice cystoïde, car la forme cystoïde représente une cicatrice à filtration insuffisante, etc... »

Il n'est pas douteux qu'une filtration passagère puisse
exister ; mais une filtration durable, permanente, c'est
inadmissible.

M. de Wecker d'ailleurs n'a pas toujours obtenu cette
filtration permanente dont il nous parle, puisqu'il propose
la réouverture de la cicatrice, *cicatrisotomie*, dans les
cas où l'iridectomie se montre inefficace par suite d'une
cause locale, se proposant de faire d'une cicatrice non
filtrante une cicatrice à filtration (*Ann. d'ocul.*, 1882).
C'est l'opération que, l'année suivante, le Prof. Panas
étudia à fond et fit accepter sous le nom *d'oulétomie*.

Schnabel a fait l'examen histologique de 13 yeux glaucomateux. De son examen il conclut qu'il manque à la
cicatrice sclérotidienne les caractères qui permettraient
d'établir qu'elle agit comme cicatrice à filtration. Il
trouve, d'une manière générale, que la plaie sclérotidienne se cicatrise sans laisser de trace au moyen d'un
tissu analogue au tissu sclérotidien normal. Schnabel
n'a donc jamais rencontré ce tissu à fins trabécules dont
parle M. de Wecker.

Au Congrès de Londres, en 1883, Leber, au nom de

Scholer de Berlin, rapporte des expériences sur la filtration dans la sclérotomie et l'iridectomie. Après des opérations sur les animaux, on place, quelques jours après, un manomètre dans la chambre antérieure, et l'on pousse une injection dans l'œil pour élever la tension.

On observe ensuite avec quelle rapidité la tension diminue.

Conclusions :

1° Les cicatrices de l'iridectomie et de la sclérotomie ne sont pas des cicatrices filtrantes ;

2° Parfois la filtration a diminué après la sclérotomie et, lorsque celle-ci avait été répétée plusieurs fois, la diminution de l'exosmose constituait un fait évident ;

3° La sclérotomie agit comme une paracentèse de même étendue.

« Toutes les opérations qui précèdent, y compris l'iridectomie et la sclérotomie classiques, dit le Dr Rochon-Duvigneaud, cherchent à réaliser ce que nous appelons la filtration temporaire, car nous ne pouvons admettre que, lorsqu'une cicatrice est devenue linéaire, blanche, presque invisible, elle continue à filtrer, alors même que le glaucome reste guéri. C'est ce que, du reste, le Prof. Schnabel a bien fait ressortir depuis longtemps. La production artificielle d'une cicatrice œdémateuse, indiquant, par cet œdème, qu'il y a bien réellement filtration à son niveau, et cela pendant un temps indéfini, en d'autres termes l'établissement d'une filtration permanente, n'est pas encore chose faite, malgré d'assez nombreux essais. »

M. Rochon-Duvigneaud a bien voulu compléter pour nous ce qui précède :

« Dès 1862 (*Arch. f. Oph.*, vol. VIII), de Græfe avait signalé que, dans quelques cas de glaucome, il se produit une cicatrice cystoïde par interposition entre les lèvres de la plaie d'une substance intermédiaire. Habituellement cette substance intercalaire se laisse rompre périodiquement, et l'humeur aqueuse s'infiltre sous la conjonctive. Cela peut arriver de longs mois après l'opération. De Græfe a même observé des cas où, deux ans après l'iridectomie, l'humeur aqueuse se répandait sous la conjonctive et *peut-être bien filtrait à travers la fine membrane de la cicatrice*. Les yeux en question restaient par là anormalement mous.

Si le mode de cicatrisation indiqué ici était habituel dans le glaucome, nous pourrions peut-être, dit de Græfe, en tirer des conclusions relativement à l'action de l'iridectomie. La perméabilité si prolongée à l'humeur aqueuse de la substance intermédiaire déterminerait un abaissement de la pression oculaire comme une fistule cornéenne. Mais, comme le plus grand nombre des cas opérés ne montre aucune particularité de la substance intermédiaire, comme, d'autre part, l'action curative dans le cas de cicatrice cystoïde ne présente aucun avantage relativement aux circonstances habituelles ; nous ne pouvons, de ce qu'elle s'est produite, rien conclure dans la direction indiquée. Malgré les nombreuses théories émises, l'action de l'iridectomie reste donc inexpliquée.

Sans établir une confusion entre cicatrice cystoïde et cicatrice filtrante, on voit que de Græfe avait constaté la réalité de la filtration sous-conjonctivale *dans quelques cas rares;* que, s'il n'avait pas prononcé le mot de cicatrice filtrante, il en avait eu l'idée ; mais qu'il avait immédiatement renoncé à expliquer par cette filtration l'action curatrice de l'iridectomie, et cela parce que c'est uniquement dans des cas très exceptionnels que cette filtration peut être admise. La majorité des glaucomes guéris par l'iridectomie le sont sans que l'on puisse reconnaître aucune qualité filtrante à la cicatrice.

M. de Wecker, qui, semble-t-il dire dans sa *Thérapeutique oculaire* p. 378, avait eu dès les premières iridectomies de Graefe l'idée de la filtration cicatricielle, s'est fait le défenseur jamais lassé de cette théorie, qui l'a conduit à rejeter, théoriquement tout au moins, l'excision irienne et à ne conserver de l'iridectomie que la section sclérale sclérotomie à laquelle *incontestablement l'iridectomie antiglaucomateuse doit son efficacité* (DE WECKER, *Thérapeutique oculaire*, 1878, p. 379).

Qu'il y ait filtration dans les cas où, comme chez le jeune officier iridectomisé pour un glaucome secondaire par M. de Wecker, un soulagement immédiat était obtenu à la suite du massage de l'œil faisant fuser sous la conjonctive une partie du liquide distendant le globe, cela n'est pas douteux, mais encore faut-il faire remarquer qu'ici la cicatrice ne filtrait pas spontanément. C'est là une particularité rare, une exception.

Ce qu'il faut expliquer, c'est le cas régulier, c'est le glaucome guéri avec une cicatrice linéaire, à peine visible, pas même cystoïde, bien que la nature cystoïde d'une cicatrice n'implique nullement l'idée d'une filtration à travers ses parois.

M. de Wecker a bien senti lui-même que l'on ne pouvait parler de filtration à travers des cicatrices fibreuses et plates, et il a été amené à écrire *Annales d'Ocul.*, oct. 1895, que, dans ces cas, la filtration se faisait de la chambre antérieure dans le système veineux de l'angle irien, grâce à des conditions nouvelles établies par la cicatrice. Mais c'est une hypothèse pure que rien ne prouve ou même ne fait supposer. C'est renoncer à la vraie cicatrice à filtration, à la fistulette sous-conjonctivale, que sa rareté ne permet pas de faire accepter comme mécanisme habituel de guérison opératoire du glaucome, et se livrer à une supposition absolument gratuite qui nous fait mal augurer de la solidité de la théorie générale de la filtration par des voies nouvelles créées par l'opération.

Sur ce point comme sur les autres, en fait de glaucome, de Græfe avait vu juste : la filtration cicatricielle consécutive aux opérations est une exception, un fait rare. Ce n'est pas par là que l'iridectomie guérit le glaucome.

Du reste, M. de Wecker, chez qui, heureusement, le clinicien l'emporte toujours sur le théoricien, reste en pratique partisan de l'excision irienne s'il défend toujours la théorie de la filtration. Il a bien vu qu'il fallait dans l'immense majorité des cas en venir à cette excision de l'iris qui n'est chose inutile que dans sa théorie. Mais qu'est-ce que cela prouve, sinon que justement l'excision de l'iris est la partie essentielle de l'opération, le seul acte chirurgical qui puisse faire dévier le glaucome de sa marche fatale, tandis que l'incision sclérale est chose accessoire.

Pour bien faire comprendre notre pensée, nous dirions volontiers, renversant la proposition de M. de Wecker: s'il était possible d'exciser l'iris sans entamer la sclérotique, on guérirait probablement le glaucome. Et cependant nous sommes depuis longtemps familiarisés avec la sclérotomie, opération que nous pratiquons volontiers dans une série de glaucomes secondaires et, vu son innocuité, dans les cas de glaucomes peu intenses, où l'humeur aqueuse est encore abondante, dans lesquels l'opération permet d'obtenir par son évacuation une notable hypotonie de l'œil, où enfin nous espérons, à l'aide de la sclérotomie aidée des myotiques, retarder longtemps le moment de l'iridectomie. Dans nombre de cas, nous avons obtenu des résultats non pas certainement définitifs, mais assez durables.

Cela prouve uniquement que certains glaucomes, *à marche intermittente, à rémissions spontanées*, même après des attaques aiguës assez intenses, sont susceptibles, après une bonne détente de l'œil (par la sclérotomie et l'usage des myotiques), de rester longtemps stationnaires.

Dans nombre de glaucomes aigus *encore à la période des intermittences*, on peut obtenir de longues rémissions par ce mode de traitement; mais, dès que la période des intermittences est passée, dès que la maladie à la suite d'une attaque très violente ou par une marche progressive en arrive à un état d'hypertonie permanente dont les oscillations restent toujours au-dessus de la moyenne, seule l'iridectomie, quand le mal n'est pas trop ancien, parvient à ramener la tension à la normale et rend à l'œil tout ou partie de ses fonctions.

Ce n'est pas là une action analogue à celle de la sclérotomie et plus intense seulement. *c'est autre chose*: l'iridectomie fait dévier le glaucome, le modifie si elle ne l'arrête pas toujours.

Il y a encore là beaucoup d'inconnues. En généralisant trop quelques cas exceptionnels, on arrive à des explications complètement erronées du mécanisme des opérations antiglaucomateuses. La théorie du rétablissement d'une filtration artificielle (de Wecker) ou normale (de Vincentiis) nous paraît condamnée.

Se rend-on bien compte de la délicatesse excessive des dispositions histologiques qui permettent la filtration dans l'angle irien, et croit-on pouvoir les rétablir et les suppléer par des opérations qui ne font, en général, qu'augmenter leurs lésions ?

Bien loin d'admettre les cicatrices à filtration (à part les fistulettes), nous voyons, au contraire, que tout tissu cicatriciel est particulièrement serré et ferme, quelle que soit son épaisseur. Ce n'est pas dans la cicatrice qu'il faut chercher l'explication de l'action curative de l'iridectomie.

De Græfe était arrivé, au point de vue de cette explication, au nihilisme. Nous en restons au même point aujourd'hui, il est vrai : mais sommes-nous bien préparés par nos connaissances en physiologie normale à pénétrer ce mécanisme? Connaissons-nous si bien que cela l'innervation de la région de l'angle irien, sa physiologie, les réflexes sécrétoires ou inhibitoires auxquels peut donner lieu la section ou l'irritation de ses plexus nerveux munis de cellules ganglionnaires. Nous ne voulons certainement pas même esquisser le programme de ce que l'avenir nous réserve à ce sujet.

Il y a là des inconnues, et c'est justement dans ces inconnues enfin dévoilées que l'on trouvera, pensons-nous, l'explication que quarante ans d'investigations anatomiques et cliniques n'ont encore pu nous fournir. »

En somme, la cicatrice à filtration n'est pas plus défendable que toutes les autres théories : elle n'agit que pendant un temps très court, mais non d'une façon durable. Les résultats obtenus par la sclérotomie sont d'ailleurs de peu de durée et viennent confirmer cette négation de la cicatrice à filtration : c'est donc bien l'excision de l'iris qui agit dans l'iridectomie.

L'impossibilité absolue d'établir une voie de filtration artificielle permanente a amené le professeur de Vincentiis à tenter le rétablissement des voies de filtration naturelle par :

c. L'INCISION DU TISSU DE L'ANGLE IRIDO-CORNÉEN. — Au moyen d'une aiguille coudée, terminée en forme de serpette à convexité tranchante, de Vincentiis incise le tissu de l'angle de la chambre antérieure sur la moitié de la circonférence de la cornée.

M. de Wecker a décrit récemment une sclérotomie interne, qui n'est que l'opération de Vincentiis faite au couteau de Græfe. Il revendique d'ailleurs la priorité et fait valoir que, dans sa première sclérotomie, il recommandait d'inciser en retirant le couteau la face profonde du pont scléro-cornéen.

L'importance que M. de Wecker attachait à ce temps de l'opération devait être bien minime, puisque, à aucun moment, il n'a envisagé l'action que pouvait avoir cette incision, et qu'il plaçait tout son espoir dans l'établissement d'une cicatrice à filtration. Aussi semble-t-il juste de reconnaître au Prof. de Vincentiis l'idée première du rétablissement des voies de filtration normale.

Il faut se rappeler ici que dans le glaucome la périphérie de l'iris vient s'accoler à la base de la cornée. C'est cette adhérence oblitérant indirectement le canal de Schlemm que de Vincentiis prétend détruire.

Cette opération est encore de date trop récente pour juger si la pratique sanctionne la théorie: quoi qu'il en soit, elle repose sur une base rationnelle qui la rend digne d'attention.

d) Modifications de l'iridectomie. — Nous ne mentionnerons que pour mémoire un procédé de Critchett, aujourd'hui tombé dans l'oubli: il fait à la pique une fraction du limbe scléro-cornéen, il attire ensuite avec un crochet une partie d'iris dans la plaie. Si celle-ci est trop saillante, il l'incise partiellement, mais en ayant soin d'en laisser dans la plaie dans le but de retarder la cicatrisation et d'obtenir ainsi un drainage oculaire.

Tout autre est le procédé de Pflüger. Nous avons déjà dit, à propos de l'action de l'ésérine, le rôle que Pflüger fait jouer à la tension de l'iris. Il admet que l'iridectomie de de Græfe rend très incomplète et difficile cette tension, par suite de la destruction du sphincter de l'iris. Il en conclut donc que l'opération de choix contre le glaucome est une iridectomie respectant le sphincter de l'iris. Pour arriver à ce résultat, il pratique d'abord une sclérotomie de de Wecker, puis, séance tenante, en général sous le chloroforme, il fait une iridectomie périphérique. L'usage des myotiques est recommandé plusieurs jours avant l'opération et longtemps après.

Ce procédé est celui que M. Dianoux a communiqué tout dernièrement à l'Académie de Médecine.

La seule objection qu'on puisse faire à ce procédé, outre sa technique un peu délicate, est le danger d'une diplopie gênante, par suite de la deuxième pupille périphérique ainsi produite : il n'en serait rien, paraît-il, la perte de substance irienne étant toujours cachée par la paupière supérieure.

c LES MODIFICATIONS DE LA SCLÉROTOMIE. — Les résultats de courte durée donnés par la sclérotomie de M. de Wecker ont donné naissance au massage oculaire, pratiqué dans le but de retarder la cicatrisation. C'est la méthode de M. Dianoux qui a fait le sujet d'un rapport de M. Terrier à la Société de Chirurgie en 1884. Le professeur Terrier conclut que ce procédé ne guérira pas plus le glaucome que les autres, mais que l'idée est intéressante.

M. Galezowski a substitué à la sclérotomie classique quatre petites sclérotomies faites aux extrémités du diamètre horizontal et du diamètre vertical de la cornée : l'avantage que l'on peut retirer de ce *modus faciendi* n'est pas bien évident.

Le prolapsus de l'iris, qui se produit souvent pendant la sclérotomie, a amené M. Martin de Cognac à pratiquer l'opération de la manière suivante : paracentèse de la chambre antérieure à l'aiguille de Desmarres au limbe scléro-cornéen pour assurer une évacuation lente de l'humeur aqueuse, grâce à laquelle l'iris vient s'appliquer à la face postérieure de la cornée sans avoir à craindre de hernie. La plaie de la ponction est ensuite agrandie au ciseau.

f LES PROCÉDÉS MIXTES. — Ils se ramènent tous à une sclérotomie avec excision de l'iris. La première en date est celle de Terson de Toulouse : ponction et contre-ponction, non plus suivant un diamètre horizontal, mais suivant un diamètre oblique de haut en bas, de dehors en dedans. La plaie de la ponction est agrandie davantage que celle de la contre-ponction ; c'est par elle que l'on pratique l'excision d'une partie de l'iris.

Puis vient, l'année suivante, celle de Mules, qui pratique une petite iridectomie à la pique et au crochet de Tyrrel ; le prolapsus irien n'étant plus à craindre, il fait une large sclérotomie sans laisser de pont scléro-cornéen. C'est, somme toute, la sclérotomie de Quaglino avec iridectomie préparatoire réduite à une sphinctérectomie.

g) PONCTIONS SCLÉRALES. — Nous n'entreprendrons pas de décrire une par une les différentes méthodes de ponctions sclérales : elles sont d'ailleurs identiques. Nous donnerons seulement un rapide aperçu de l'histoire des paracentèses scléroticales.

C'est d'abord, il y a un siècle, Guérin (de Lyon) ; puis, en 1830, Mackenzie et Midlemore ; en 1871, le Prof. de Luca ; en 1876, le Prof. Lefort ; en 1881, M. Nicati ; en 1885, M. Parinaud ; en 1886, M. Masselon et M. Galezowski qui décore son opération du nom de *disclérochoriotomie postérieure ;* en 1887, enfin, M. Vacher et M. Motais qui propose l'introduction d'un lambeau conjonctival dans la plaie pour obtenir une fistule permanente.

Ce dernier procédé est une porte ouverte à l'infection : la conjonctive est un milieu trop souvent septique pour ne pas avoir à redouter les plus graves accidents en mettant ainsi les milieux de l'œil en communication permanente avec elle.

A côté de la simple ponction de la sclérotique, il nous faut citer deux opérations identiques : la trépanation sclérale du Dr Argyll Roberston et la sclérectomie du Dr Parinaud.

A. Roberston pratique la trépanation de la sclérotique au moyen d'une tréphine de 2 à 3 millimètres de diamètre appliquée directement sur la sclérotique après incision préalable de la conjonctive.

La sclérectomie du Dr Parinaud consiste à produire une perte de substance en forme de coin au couteau de de Græfe.

Ces deux opérations peuvent donner de bons résultats dans le cas où, malgré deux iridectomies diamétrales, le tonus reste élevé et l'acuité continue à baisser.

Enfin, en terminant, nous rappellerons l'opération de Hancock, qui consiste en une ponction oblique de la sclérotique, avec division du muscle ciliaire : elle est d'ailleurs complètement abandonnée.

l) OPÉRATIONS DIVERSES. — La méthode de Sperino des paracentèses répétées a été de nouveau préconisée sous une forme à peine différente par le Dr Chibret. Ce dernier nie d'ailleurs toute similitude entre sa méthode et celle de Sperino : il fait, dit-il, la ponction oblique de la cornée, il pratique du massage quotidien et la réouverture fréquente de l'incision. Entre la réouverture d'une cicatrice et des paracentèses répétées il n'y a pas grande différence, et c'est toujours la méthode de Sperino.

Pour les glaucomes justiciables de l'énucléation et dans le but de conserver l'œil au point de vue esthétique, Rheindorf a fait l'extraction du cristallin, cataracté ou non, en déchirant ensuite la membrane hyaloïde pour produire une hernie vitréenne. Il estime qu'il rétablit ainsi largement la communication entre la chambre antérieure et la chambre postérieure.

Nous en avons fini avec les opérations antiglaucomateuses pratiquées sur le globe oculaire ; il ne reste maintenant que les opérations pratiquées dans l'orbite.

C'est d'abord l'élongation du nerf nasal externe de M. le Dr Badal. Ce procédé ne peut être considéré comme un traitement curatif à proprement parler. Mais, dans les cas de glaucome absolu, où il ne reste plus à faire que l'énucléation, l'élongation du nasal est un moyen à considérer contre les douleurs.

D'ailleurs, l'élongation du nasal externe est la seule des opérations pratiquées dans l'orbite qui ait un caractère sérieux. Nous ne pouvons, en effet, compter comme sérieuse l'opération d'Albert Heyl (de Philadelphie), qui propose, dans le glaucome non curable, par une iridectomie ou une sclérotomie, de lier la branche nasale de l'artère ophtalmique, ou la branche frontale, ou même toutes les branches à la fois.

Quelques années auparavant, un oculiste américain, dont malheureusement nous n'avons pu retrouver le nom, avait proposé la ligature de la carotide interne dans le glaucome incurable !!!

DEUXIÈME PARTIE

CHAPITRE I

LE PRONOSTIC DU GLAUCOME AIGU

1° LE PRONOSTIC DES AUTEURS. — C'est dans le glaucome aigu que l'iridectomie a donné à de Græfe et ses imitateurs les meilleurs résultats. Il a indiqué la période prodromique comme le moment de choix pour intervenir ; malheureusement les malades ne viennent, en général, consulter que lorsque l'attaque aiguë est survenue, les phénomènes du début passant d'autant plus facilement inaperçus qu'ils sont le plus souvent monoculaires. Ce fait que de Græfe recommandait d'opérer dans la période prodromique s'explique parce qu'il ne connaissait pas les myotiques si efficaces que nous possédons aujourd'hui.

Une fois l'attaque établie, c'est encore le plus tôt possible que l'on doit opérer : de Græfe admettait qu'une iridectomie, faite dans les quinze premiers jours de l'attaque, amenait un rétablissement complet de la vision.

A une période plus avancée, la guérison devient beau-

coup plus douteuse. Enfin, il existe quelques cas fou-
droyants dans lesquels, peu de temps après le début,
l'opération est devenue inutile.

Ces règles posées par de Græfe ont été admises par tous
les auteurs, et c'est la même note que nous retrouvons
dans les traités classiques.

« Les succès les plus brillants de cette opération (l'iridectomie), écrit M. de Wecker, se montrent dans les cas
où du reste de Græfe l'a tout d'abord employée, c'est-à-
dire dans le glaucome aigu, et ici son action curative se
manifeste même en dépit de l'exécution la moins cor-
recte (très incomplète excision de l'iris, etc. .) » Et plus
loin : « Il ressort clairement ce fait que seulement dans
le glaucome aigu et non hémorrhagique l'iridectomie est
sûrement et définitivement curative. »

Ce pronostic favorable est encore celui du Prof. Panas,
qui déclare « que sans contredit les plus beaux succès
ont été obtenus sur les cas à marche aiguë ou subaiguë ».
Cependant ce n'est plus l'affirmation absolue d'une guérison certaine, comme M. de Wecker. De même, Fuchs
ne s'engage pas plus quand il dit que « l'efficacité de
l'opération est très grande dans les cas aigus récents ».

En somme, le glaucome aigu guérit par l'iridectomie.
Nous ne voulons certes pas le nier. Nous ne pensons
pas cependant qu'il doive guérir dans tous les cas, comme
le dit M. de Wecker. Et c'est justement cette proportion
des cas guéris qu'il nous paraîtrait très intéressant de
déterminer. Dans aucun auteur, de Græfe compris, il ne
nous a été possible de trouver cette indication : c'est elle
que nous essayerons d'établir avec les documents que
nous avons pu rassembler.

Auparavant il faut dire un mot des cas où l'iridectomie sur un œil provoque une attaque de glaucome sur son congénère sain, du moins en apparence, jusque-là.

De Græfe, en 1870, estime que l'on rencontre ces cas dans la proportion de 25 pour 100 dans les quatorze premiers jours, et 35 pour 100 dans les deux ans qui suivent l'opération pour les cas où il y a déjà eu des phénomènes prodromiques. Cette statistique n'a plus actuellement de valeur ; en instillant un myotique dans l'œil non opéré on évite, dans la grande majorité des cas, toute manifestation prodromique. Cette proportion serait seulement de 6 à 8 pour 100 lorsque les accidents prodromiques ont fait défaut.

Cette action néfaste de l'iridectomie sur l'œil sain signalée par de Græfe était l'idée première du glaucome sympathique qui allait être reprise bien des fois par la suite.

Seulement, dans les cas qui suivent, il ne s'agit plus d'œil devenant glaucomateux à la suite d'une opération sur son congénère, mais bien d'un œil glaucomateux amélioré par une intervention sur l'autre œil atteint de glaucome absolu.

M. Galezowski, en 1883, rapporte, dans le *Recueil d'ophtalmologie*, un cas de glaucome sympathique arrêté par l'énucléation de l'œil primitivement atteint et atrophié.

En 1886, M. Landensberg (de New-York) publie dans le *Centralblatt* 5 observations où l'iridectomie pratiquée sur un œil glaucomateux a suffi pour ramener le rétablissement complet du congénère atteint de glaucome prodromique, sans aucune médication de cet œil.

Enfin, à la Société française d'Ophtalmologie, en 1896,
M. Truc (de Montpellier) communique 4 observations de
glaucome amélioré par énucléation (2) ou par névroto-
mie optico-ciliaire (2) du congénère atteint de glaucome
absolu. M. de Wecker, dans la discussion qui suivit cette
communication, repoussa tout sympathisme : il pense que
c'est seulement la suppression de la douleur qui diminue
l'excitation nerveuse dont l'influence sur le glaucome est
si néfaste.

M. Coppez partage également l'avis de M. de Wecker,
qui nous semble parfaitement bien fondé. Il n'est pas
douteux que la disparition d'une cause d'irritation continuelle suffise à amener une amélioration sur l'autre œil
en puissance de glaucome.

Le Dr Claeys (de Gand) a rapporté l'observation suivante, qui démontre la créance qu'il faut avoir dans le
glaucome sympathique et comme on peut prendre bien
souvent pour une conséquence une simple coïncidence.

Il s'agit d'un malade atteint de glaucome aigu de l'œil
droit. L'opération est fixée au lendemain matin. Pendant
la nuit, l'œil gauche est pris d'une attaque de glaucome
aigu, et le lendemain matin les deux yeux furent opérés
ensemble.

Avec raison, M. Claeys fait remarquer que, si l'opération eût été pratiquée vingt-quatre heures plus tôt, on
n'eût pas manqué de lui attribuer une action sympathi-
sante sur l'œil sain.

Quoi qu'il en soit, il est certainement des cas où la douleur et l'excitation nerveuse peuvent suffire à aggraver ou
à provoquer le glaucome du congénère ; mais il faut, avec
M. de Wecker, repousser toute idée de sympathisme.

2° OBSERVATIONS ET STATISTIQUES. — Le nombre de documents que nous avons pu réunir pour le glaucome aigu est des plus restreints : un très petit nombre d'observations existe dans les revues d'oculistique depuis 1857 jusqu'à nos jours. Il semble qu'avec la quantité considérable d'opérations pratiquées contre le glaucome aigu pendant quarante ans on devrait trouver plus de traces des résultats obtenus.

Presque tous les auteurs paraissent avoir donné leur opinion sur le pronostic du glaucome d'après leur impression générale plutôt que d'après des statistiques établies avec des observations nombreuses et longtemps poursuivies. Dans ces conditions, il était fatal que la plupart d'entre eux se soient mieux souvenus des cas heureux que des mauvais et aient donné un pronostic que nous considérons comme trop favorable.

Nous savons parfaitement que tout ophtalmologiste, exerçant depuis de longues années, peut nous citer tel de ses opérés qui, iridectomisés depuis dix à vingt ans, ont encore une bonne vision. Nous savons très bien que de tels cas existent; ce que nous savons moins bien, c'est la proportion de résultats aussi favorables, même quand il s'agit de glaucomes aigus opérés à temps.

Les observations sont, en général, fort incomplètes et, à de très rares exceptions près, elles ne donnent pas les résultats de plus de quelques mois, six mois au maximum.

Cependant nous avons dû faire contre mauvaise fortune bon cœur et nous contenter des moins incomplètes. Nous n'avons rejeté absolument que celles qui ne pouvaient nous être d'aucune utilité ; nous citerons comme type de celles-ci 3 observations de Windsor, du Manchester Hospital, 1866.

Deux de ces observations omettent de donner l'acuité avant l'opération et se contentent d'indiquer les résultats des jours suivant immédiatement l'opération. La troisième a trait à un cas de glaucome aigu où l'iridectomie n'a pu être menée à bien, « à cause du mauvais état des instruments » (*sic*), iridectomie qui fut pratiquée par la suite « avec avantage » (*sic*) !

La valeur plutôt négative de ces trois observations justifie assez l'ostracisme dont nous les avons frappées.

Nous avons cependant un nombre important d'observations complètes qui nous sont fournies par la thèse inaugurale d'Hahnloser soutenue à Zurich en 1896 ; cette thèse, à laquelle nous aurons encore recours pour le glaucome irritatif et pour le glaucome simple, possède des cas observés pendant une période de trois à quinze et même vingt ans. C'est dire la valeur de pareils documents pour le sujet qui nous occupe.

Nous avons suivi, pour l'étude de toutes les observations, un plan analogue. Par cette méthode, nous les avons ramenées à une forme identique qui permet de les comparer facilement. Pour éviter une nomenclature fastidieuse, nous ne donnerons ici qu'un très petit nombre d'observations. Nous emploierons pour le reste, chaque fois que le nombre de celles d'un même auteur le permettra, des résumés que nous nous sommes efforcés de rendre aussi clairs et aussi complets que possible.

Enfin, nous résumerons en un tableau général toutes les données que nous aurons ainsi établies pour en déduire le pronostic.

Observation I

Auteur: Rabinowitch (*Wiestnick. Ophtalmologuii*, mars-avril 1892)

Age :   »   Sexe : féminin.   OD

Forme clinique : aiguë.

Date du début : un an avant, phénomènes prodromiques.

Date de l'opération : huit jours après le début de l'attaque.

Champ visuel, acuité : V = lumière, abolie.

Tension : T = exagérée.

Douleurs : vives.

Chambre antérieure :   »

Examen ophtalmoscopique :   »

Transparence des milieux :   »

Mode opératoire : iridectomie.

Suites immédiates : huit jours après.

Champ visuel, acuité : V = lumière.

Tension : normale.

Douleurs : disparues.

Chambre antérieure :   »

Examen ophtalmoscopique : papille pâle non excavée.

Transparence des milieux : parfaite.

Suites éloignées : cinq semaines après.

Champ visuel, acuité : V = 0,6, CV = rétréci nasal.

Tension :

Douleurs :

Chambre antérieure :   »

Examen ophtalmoscopique :   »

Transparence des milieux :   »

Derniers résultats : deux mois après même état.

Dans cette observation nous voyons que ce n'est que cinq semaines après l'opération que l'acuité visuelle est revenue : elle atteint même un degré assez élevé pour que l'on considère le résultat comme très satisfaisant. Malheureusement le maintien de cette amélioration pendant deux mois ne peut rien faire préjuger de l'avenir, pour cet œil à papille pâle et à champ nasal rétréci.

OBSERVATIONS II

Auteur : RABINOWITCH

Même malade :   OG.
Forme clinique : aiguë.
Date du début : un an avant l'opération, prodromes.
Date de l'opération : huit jours après le début de l'attaque.
Champ visuel, acuité : V = main à 5 pouces.
Tension : T exagérée.
Douleurs : vives.
Chambre antérieure :   »
Examen ophtalmoscopique :   »
Transparence des milieux :   »
Mode opératoire : iridectomie.
Suites immédiates : huit jours après.
Champ visuel, acuité : V = lumière.
Tension : normale.
Douleurs : disparues.
Chambre antérieure :   »
Examen ophtalmoscopique : excavation de la papille.
Transparence des milieux : transparence parfaite.
Suites éloignées : cinq semaines après.
Champ visuel, acuité : V = 0,8 CV = à peine rétréci.
Tension :   »
Douleurs :   »
Chambre antérieure :   »
Examen ophtalmoscopique :   »
Transparence des milieux :   »
Derniers résultats : deux mois après = état stationnaire.

Comme pour l'observation I, les résultats satisfaisants

sans doute, sont donnés pendant trop peu de temps pour qu'on en puisse rien déduire. A noter cependant l'aggravation de la vision survenue huit jours après l'opération ; et surtout comme menace pour l'avenir, l'excavation papillaire.

OBSERVATION III

Auteur : RAINY (*Ophtalmic Review*, 1868)

Age : 49 ans. — Sexe : masculin. OG.

OD = normal.

Forme clinique : aiguë.
Date du début : 11 octobre 1866.
Pas de prodromes, attaque subite.
Traitement médical jusqu'au 15 octobre.
Date de l'opération : 15 octobre 1866.
Champ visuel, acuité : V = 20 Jäger. CV = rétréci externe.
Tension :   »
Douleurs :   »
Chambre antérieure :   »
Examen ophtalmoscopique :   »
Transparence des milieux : très troubles.
Mode opératoire : iridectomie.
Suites immédiates : 20 octobre 1866.
Champ visuel, acuité : V = n° 16 Jäger. CV = agrandi.
Tension : normale
Douleurs :   »
Chambre antérieure :   »
Examen ophtalmoscopique : papille pâle légèrement excavée.
Transparence des milieux : clairs.
Suites éloignées : 3 mars.
Champ visuel, acuité : V = n° 2 Jäger.
Tension :   »
Douleurs :   »
Chambre antérieure :   »

J. THOMAS.   4

Examen ophtalmoscopique :   »
Transparence des milieux :   »
Derniers résultats :

L'amélioration produite par l'iridectomie est incontestable. Mais que sera devenue, par la suite, la papille pâle, légèrement excavée, dont parle l'auteur de l'observation? Voilà ce que des résultats de cinq mois ne peuvent déterminer.

OBSERVATION IV

Même auteur

Age : 59 ans. — Sexe : masculin.
OD perdu trois ans avant dans une attaque aiguë.
Forme clinique : aiguë.
Date du début : 21 août 1866.
Date de l'opération : 24 août 1866.
Champ visuel, acuité : examen impossible.
Tension : exagérée.
Douleurs : très vives.
Chambre antérieure :   »
Examen ophtalmoscopique :   »
Transparence des milieux : troubles.
Mode opératoire : iridectomie.
Suites immédiates : 1er septembre.
Champ visuel, acuité : V = n° 20 Jäger.
Tension : normale.
Douleurs : disparues.
Chambre antérieure :   »
Examen ophtalmoscopique :   »
Transparence des milieux :   »
Suites éloignées : fin novembre.
Champ visuel, acuité : V == n° 16 J. — CV : rétréci externe.
Tension : normale.
Douleurs : disparues.

Chambre antérieure :   »

Examen ophtalmoscopique : pas d'excavation, choroïdite disséminée.

Transparence des milieux : clairs.

Derniers résultats :   »

C'est toujours la même remarque qu'il faut faire : amélioration réelle, c'est évident ; mais combien de temps a-t-elle persisté, puisque nous n'avons que les résultats de quatre mois après l'opération ?

OBSERVATION V

Auteur : WIXOSON (*Manchester Hospital*, 1866)

Age : 63 ans. — Sexe : féminin. O. (?)

Forme clinique : aiguë.

Date du début : quinze jours avant.

Date de l'opération : 17 mars 1865.

Champ visuel, acuité : V = abolie.

Tension :   »

Douleurs :   »

Chambre antérieure :   »

Examen ophtalmoscopique :   »

Transparence des milieux :   »

Mode opératoire : iridectomie sans accident.

Suites immédiates :   »

Champ visuel, acuité :   »

Tension :   »

Douleurs :   »

Chambre antérieure :   »

Examen ophtalmoscopique :   »

Transparence des milieux :   »

Suites éloignées : trois mois après.

Champ visuel, acuité : V = N° 10 J. avec + 12.

Tension :   »

Douleurs :   »
Chambre antérieure :   »
Transparence des milieux :   »
Derniers résultats :   »

OBSERVATION VI

Même auteur

Age : 50 ans. — Sexe : féminin. — O. (?).
Forme clinique : aiguë.
Date du début : trois mois auparavant.
Date de l'opération : 10 mai 1865.
Champ visuel, acuité : V = n° 16 Jäger.
Tension :   »
Douleurs :   »
Chambre antérieure :   »
Examen ophtalmoscopique :   »
Transparence des milieux :   »
Mode opératoire : iridectomie sans accident.
Suites immédiates : quatre jours après.
Champ visuel, acuité : V = n° 12 Jäger.
Tension :   »
Douleurs :   »
Chambre antérieure :   »
Examen ophtalmoscopique :   »
Transparence des milieux :   »
Suites éloignées : six semaines plus tard.
Champ visuel, acuité : V = n° 1 Jäger.
Tension :   »
Douleurs :   »
Chambre antérieure :   »
Examen ophtalmoscopique :   »
Transparence des milieux :   »
Derniers résultats :   »

Observation VII

Même auteur

Age 59 ans. — Sexe masculin. — O. (?)
Forme clinique : aiguë.
Date du début : Vers le 25 décembre 1864.
Date de l'opération : 30 décembre 1864.
Champ visuel, acuité : V = compte les doigts à 5 pieds 1/2.
Tension : exagérée.
Douleurs : vives.
Chambre antérieure : effacée.
Examen ophtalmoscopique :   »
Transparence des milieux : troubles.
Mode opératoire : iridectomie sous le chloroforme.
Suites immédiates : 3 janvier 1865.
Champ visuel, acuité : V = 16 de Jäger avec 8ᴰ.
Tension :   »
Douleurs : disparues.
Chambre antérieure :   »
Examen ophtalmoscopique :   »
Transparence des milieux :   »
Derniers résultats :   »

Dans ces trois dernières observations de Windsor, l'œil
atteint n'est pas indiqué, non plus que l'état de l'autre
œil. De plus, dans les observations V et VI, l'acuité visuelle après l'opération est donnée de près *avec un verre
convexe fort.* Or, ce n'est là qu'un trompe-l'œil, et on ne
saurait trop s'élever contre ce procédé extrêmement fan-
taisiste de déterminer l'acuité visuelle. Il est impossible,
en effet, de se baser sur la vision de près dans la mesure
de l'acuité. Des malades ayant à peine un dixième de loin
peuvent, en effet, avec un verre convexe fort, lire encore
de près de gros caractères. Le verre convexe remplit pour

eux l'effet d'une loupe et dans l'observation VII, par
exemple. où V = 16 de Jäger avec + 8D, les lettres vues à
travers un verre convexe de cette force arrivent à avoir
des dimensions triples ou quadruples.

Remarquons encore qu'aucun des résultats de ces
3 observations n'excède trois mois. L'absence des résultats éloignés est ainsi le défaut commun aux 7 observations
précédentes. Nous allons encore les retrouver dans le travail d'Hirschberg de 1878.

Hirschberg entreprend. dans ce travail. la justification
du pronostic de de Græfe et la défense de l'iridectomie,
battue en brèche avec acharnement par Mauthner, partisan enthousiaste de la sclérotomie.

Il cite 17 observations, dont 15 seulement ont pu nous
servir, bien que nous ayons des réserves nombreuses
à faire sur ces dernières. Voici d'ailleurs ces 15 cas résumés
ci-dessous par le procédé que nous emploierons constamment.

Il nous faut auparavant définir ce que nous entendons
par amélioration légère et amélioration sérieuse. — La
première catégorie comprend les cas où l'opération a été
suivie de disparition des douleurs. de retour à la tension
normale. ou encore ceux dans lesquels la vision regagne
un ou deux dixièmes. La deuxième catégorie comprend
alors toutes les améliorations qui dépassent les limites
indiquées pour la première.

Auteur : HIRSCHBERG

Nombre d'observations : 17 (2 incomplètes).
Thérapeutique employée : iridectomie : 15.

1° *Résultats immédiats*

Nombre de cas : 15.
Amaurose : 1.
Aggravation : 1.
Statu quo : 3.
Amélioration légère : 7.
Amélioration sérieuse : 3.
Retour ad integrum : 0.

2° *Résultats de un à deux ans après le début du traitement*

Nombre de cas : 12.
Amaurose : 1.
Aggravation : 2.
Statu quo : 2.
Amélioration légère : 3.
Amélioration sérieuse : 4.
Retour ad integrum : 0.

3° *Résultats éloignés (plus de trois ans après le début du traitement)*

Nombre de cas : 8.
Amaurose : 1.
Aggravation : 1.
Statu quo : 2.
Amélioration légère : 2.
Amélioration sérieuse : 2.
Retour ad integrum : 0.

Avec le temps, le nombre des résultats fond sensiblement : 15 résultats immédiats, un an plus tard 12 seulement, et, trois ans après l'opération, nous ne sommes fixés que pour 8 des cas opérés. Que sont donc devenus les 7 cas manquants ? Suivant qu'ils appartiennent aux résultats favorables ou aux défavorables, nous voyons osciller notre moyenne pour chaque variété : c'est bien là ce qui nous empêchera d'arriver à une conclusion exacte.

Une autre cause d'erreur dans cette statistique est la suivante : dans 2 cas, l'acuité est indiquée avant l'opération seulement par les mots : « V minimo, » ou : « V très minime. » Il est facile de comprendre la difficulté d'estimer équitablement le résultat obtenu avec un point de départ aussi incertain.

De plus, Hirschberg, dans 13 cas — sur 15 ! — donne l'acuité visuelle après l'opération de près avec des verres convexes variant de $+ 6^D$ à $+ 16^D$. Nous avons déjà dit que la détermination de l'acuité visuelle de près était illusoire et servait bien souvent à masquer des résultats peu brillants.

Cependant nous n'avons pas voulu rejeter ces 15 observations, et nous nous sommes efforcé d'évaluer le plus exactement possible les résultats obtenus : dans cette évaluation, l'optimisme l'a certainement emporté sensiblement, et bien des *améliorations légères* seraient sujettes à discussion.

Hahnloser apporte, au contraire, 13 observations de glaucome observées pendant une moyenne de 6 à 7 ans, certaines observations même atteignent une durée de 16 ans.

Auteur : HAHNLOSER (*Thèse inaugurale*, Zurich, 1896).

Nombre d'observations : 13.

Thérapeutique employée : 10 iridectomies.

                    1 sclérotomie.

                    1 iridectomie + 1 sclérotomie.

                    1 iridectomie + 1 sclérotomie

                              + 1 iridectomie.

1° *Résultats immédiats*

Nombre de cas : 13.
Amaurose : 3.
Aggravation : 1.
Statu quo : 4.
Amélioration légère : 2.
Amélioration sérieuse : 3.
Retour ad integrum : 0.

2° *Résultats de un à deux ans après le début du traitement*

Nombre de cas : 13.
Amaurose : 3
Aggravation : 0.
Statu quo : 6.
Amélioration légère : 3.
Amélioration sérieuse : 1.
Retour ad integrum : 0.

3° *Résultats éloignés (plus de trois ans après le début du traitement)*

Nombre de cas : 13.
Amaurose : 4.
Aggravation : 5.
Statu quo : 1.
Amélioration légère : 1.
Amélioration sérieuse : 2.
Retour ad integrum : 0.

C'est donc le seul des auteurs qui donne le même nombre de résultats éloignés que de résultats immédiats. La valeur de telles observations est d'autant plus indiscutable qu'elles sont toutes complètes et que l'acuité est toujours prise de loin, avant comme après l'opération. Le succès obtenu par l'opération va constamment en décroissant avec le temps et, plus de trois ans après le début du traitement, nous voyons les cas heureux en faible minorité.

Dans sa thèse, Hahnloser n'a pas mis en relief ces résultats éloignés du glaucome aigu, car il a réuni en un seul tableau, sous le nom de glaucome inflammatoire, le glaucome aigu et le glaucome chronique irritatif.

Les résultats éloignés des observations d'Hirschberg présentent, au contraire, une forte majorité en faveur des cas favorables ; cette majorité n'est peut-être pas réelle, par suite de l'ignorance où nous sommes des 7 cas manquants. De plus, les observations incomplètes d'Hirchberg ne peuvent être mises en balance avec celles d'Hahnloser.

Quoi qu'il en soit, la réunion des 7 observations ci-dessus et des résumés de celles d'Hirschberg et d'Hahnloser va nous permettre d'aborder la question du pronostic.

Thérapeutique : 34 iridectomies.
—   1 sclérotomie.

1° Résultats immédiats

Nombre de cas :	35	
Amaurose :	4	11,5 pour 100.
Aggravation :	2	5,7 —
Statu quo :	7	20 —
Amélioration légère :	13	37,1 —
Amélioration sérieuse :	9	25,7 —
Retour ad integrum :	0	—

2° Résultats de un à deux ans après le début du traitement

Nombre de cas :   25

Amaurose :	4	16 pour 100.
Aggravation :	2	8 —
Statu quo :	8	32 —
Amélioration légère :	6	24 —
Amélioration sérieuse :	5	20 —
Retour ad integrum :	0	—

3° *Résultats éloignés (plus de trois ans après le début du traitement)*

Nombre de cas :	21	
Amaurose :	5	23,8 pour 100
Aggravation :	6	28,5 —
Statu quo :	3	14,2 —
Amélioration légère :	3	14,2 —
Amélioration sérieuse :	4	19 —
Retour ad integrum :	0	1 —

L'opération amène incontestablement une amélioration pour une grande partie des cas (62,8 pour 100). Le *statu quo* ne peut être compté comme un succès immédiatement après l'opération. Le nombre des opérés qui sont dans le même état qu'avant (20 pour 100) est presque égal au nombre des aggravés (17,2 pour 100). Cette aggravation produite par ou malgré l'opération, admise par tous les auteurs sous le nom de glaucome foudroyant, atteint ici un taux assez considérable et qui n'a jamais été signalé.

Un an plus tard, les résultats défavorables sont encore augmentés et représentent le quart des opérés (24 pour 100) : les cas améliorés ou maintenus dans le *statu quo* — qui maintenant peuvent être comptés parmi les favorables — composent une forte majorité (76 pour 100).

Mais avec les années les cas heureux s'en vont et font place à une poussée nouvelle d'aggravation, telle que, trois ans après le début du traitement, un peu plus de la moitié des cas (52,3 pour 100) seraient ou amaurotiques ou bien près de le devenir. Les améliorations n'ont persisté que dans un tiers à peine (32 pour 100), pendant que le *statu quo* est réduit à d'infimes proportions (14,2 pour 100).

En présence de cette décroissance continuelle des cas heureux, il est permis de se demander à quoi arrivent au bout de vingt ans les cas favorables déjà si réduits trois ans après? Il est bien à craindre que, pour la plus grande partie, c'est l'amaurose qui constitue le terme ultime de l'évolution.

Même tels qu'ils sont, ces résultats à trois ans viennent assombrir le pronostic du glaucome aigu dans des proportions qui nous paraissent bien peu en rapport avec les assertions des auteurs pour lesquels l'iridectomie dans le glaucome aigu est sûrement et définitivement curative.

Il semble donc qu'il faille en rabattre beaucoup, et le pronostic pourrait se ramener à ceci : *Le glaucome aigu est curable seulement dans la moitié des cas environ.*

Est-ce à dire que ce soit là le pronostic rigoureusement exact? certes non. La quantité minime d'observations sur lesquelles il est basé et la valeur discutable d'un certain nombre d'entre elles appellent le contrôle sévère d'une statistique plus étendue, que nous souhaiterions vivement de voir établir.

CHAPITRE II

LE PRONOSTIC DU GLAUCOME CHRONIQUE IRRITATIF

1° LE PRONOSTIC DES AUTEURS. — De Græfe avait
reconnu que les résultats donnés par l'iridectomie étaient
beaucoup moins favorables dans la forme chronique irritative que dans la forme aiguë. Il a décrit minutieuse-
ment les deux éléments primordiaux avec lesquels on
doit poser le pronostic : l'état de la papille et du champ
visuel.

Les résultats obtenus seraient très mauvais si le champ
visuel est réduit au point de fixation, ou si le rétrécissement, parti d'un point latéral, marche vers le centre. Ils
seront meilleurs dans les cas de rétrécissement concen-
trique.

Mais la véritable base sera le degré d'excavation et
d'atrophie de la papille, l'opération étant impuissante
contre les lésions papillaires.

Ces règles établies par de Græfe ont été reprises par
tous les auteurs qui n'y ont ajouté que fort peu de chose.

M. de Wecker croit que le pronostic est plus mauvais
dans les cas où il n'y a pas eu de période prodromique et
où la marche du mal s'accuse par un rétrécissement
notable du champ visuel, tandis qu'il a « parmi ses
opérés de glaucome chronique irritatif ayant eu une

période prodromique des malades opérés depuis plus de vingt ans qui certainement jouissent d'une bonne vision ».

Fuchs distingue dans le trouble visuel la part qui revient à l'opacité des milieux et celle qui est attribuable à l'excavation et à l'atrophie papillaire : la première cause disparaît par l'opération, tandis que la dernière continue à subsister.

C'est, en somme, la confirmation des idées de de Græfe : ici encore, comme pour le glaucome aigu, l'absence de chiffres ne permet pas de se faire une opinion sur la curabilité du glaucome irritatif. On nous dit bien qu'il est moins curable que l'aigu, mais encore faudrait-il connaître dans quelle proportion.

2° OBSERVATIONS ET STATISTIQUES. — Bien que pour la forme classique irritative nous ayons pu réunir un plus grand nombre d'observations que pour le glaucome aigu, nous n'avons pu en utiliser que fort peu. La grande quantité d'observations très incomplètes dont nous n'avons pu nous servir s'explique suffisamment par les exemples suivants :

Ce sont d'abord 2 observations de Windsor (Manchester Hospital, 1866) : l'une ne donne pas l'acuité après l'opération, tandis que l'autre la donne en termes vagues : grande amélioration de la vue durant encore six mois après.

Puis, 2 observations du professeur Quaglino viennent ensuite. Dans l'une, le malade, qui voyait les doigts à 1 mètre avant l'opération, les voit toujours à 1 mètre après, mais plus facilement (!) : résultat de seize jours. Dans la deuxième, il ne donne encore qu'un maintien du *statu quo* de dix-neuf jours.

Qu'il nous soit permis de faire remarquer que ces 2 observations font partie des 5 observations de Quaglino que M. de Wecker trouvait assez concluantes pour l'encourager à faire la sclérotomie. Ensuite, 1 observation de Magri (*Annali di Ottalmologia*, 1873), dans laquelle l'acuité n'est pas indiquée avant l'opération : et 2 cas du Dr Rosminrori opérés chacun 2 fois d'une scléroticotomie interstitielle : *Résultat excellent*, est la seule indication, et elle est du lendemain de l'opération.

Enfin, 2 observations du Dr Sgrosso de glaucomes irritatifs, opérés par le procédé de de Vincentiis : *statu quo* pour un cas, amélioration sérieuse pour l'autre. Malheureusement ce sont les résultats du douzième jour après l'opération.

De celles qui nous restent après cette sélection, nous n'en publierons que 6 *in extenso* : les observations nombreuses d'Hirschberg, Manolescu, Hahnloser seront après résumées, comme nous l'avons fait ci-dessus pour le glaucome aigu.

OBSERVATION I

Auteur : DE MAGRI (*Annali di Ottalmologia*, 1873)

Age : 67 ans. — Sexe : féminin. — OD.   (OG. normal)
Forme clinique : chronique irritative.
Date du début : 7 mois avant l'opération.
Date de l'opération :
Champ visuel, acuité : V = perception lumineuse.
Tension : T = « dur comme la pierre ».
Douleurs :   »
Chambre antérieure :   »
Examen ophtalmoscopique :   »
Transparence des milieux :   »

Mode opératoire : sclerotomie.

Suites immédiates :

Champ visuel, acuité : V = doigts à huit pouces.

Tension : normale.

Douleurs : disparues.

Chambre antérieure :   »

Examen ophtalmoscopique : papille blanche excavée.

Transparence des milieux : milieux presque transparents.

Suites éloignées : trois semaines après — rechute — nouvelle sclérotomie.

Champ visuel, acuité : V = perception lumineuse.

Tension :   »

Douleurs : disparues.

Chambre antérieure :   »

Examen ophtalmoscopique :   »

Transparence des milieux :   »

Derniers résultats : huit mois après : statu quo.

Deux opérations successives à trois semaines d'intervalle pour arriver, huit mois après, à un *statu quo* qui ne sera peut-être pas maintenu par la suite : ce n'est certes pas un résultat brillant.

OBSERVATION II

Auteur : ABADIE (*Annales d'Oculistique*, 1881, p. 235, 1ᵉʳ semestre)

Age : 50 ans. — Sexe : féminin. — OG. (OD = Gl. absolu)
Forme clinique : chronique irritative.

Date du début : huit mois auparavant deux ou trois attaques prodromiques.

Date de l'opération : huit mois après le début.

Champ visuel, acuité : V = perception lumineuse, CV = rétréci nasal.

Tension : augmentée.

Douleurs : vives.

Chambre antérieure :   »
Examen ophtalmoscopique :   »
Transparence des milieux : milieux troubles.
Mode opératoire : iridectomie.
Suites immédiates : Quelques jours après.
Champ visuel, acuité : $V = 1/5$, $CV =$ rétréci nasal.
Tension : normale.
Douleurs : disparues.
Chambre antérieure :   »
Examen ophtalmoscopique :   »
Transparence des milieux :   »
Suites éloignées : trois mois après, sclérotomie.
Champ visuel, acuité : $V = 0,1$.
Tension : $T = + 1$.
Douleurs :   »
Chambre antérieure :   »
Examen ophtalmoscopique :   »
Transparence des milieux : légèrement troubles.
Derniers résultats : à la suite de la sclérotomie, les crises sont
  disparues et ne sont pas revenues depuis un an.

L'observation ne porte malheureusement que sur un
an, et il est très possible que des rechutes ultérieures
soient venues amoindrir la vision, puisque, trois mois
après la première intervention, il y avait eu récidive.

OBSERVATION III

Auteur : Dr ROCHON-DUVIGNEAUD

Âge : 41 ans. — Sexe : féminin. — OD.
Forme clinique : chronique irritative.
Date du début : en 1888, obnubilations et douleurs ; en 1892, mêmes
  phénomènes ; la malade consulte ; on ne lui donne pas de trai-
  tement.
En août 1892, attaque glaucomateuse soignée comme iritis.

Date de l'opération : décembre 1892.

Champ visuel, acuité : V = perception lumineuse.

Tension : exagérée.

Douleurs : vives.

Chambre antérieure : effacée.

Examen ophtalmoscopique :   »

Transparence des milieux : troubles.

Mode opératoire : iridectomie supérieure.

Résultats immédiats :

Champ visuel, acuité : V = perception lumineuse.

Tension : T +

Douleurs : moindres, mais persistantes.

Chambre antérieure :   »

Examen ophtalmoscopique :   »

Transparence des milieux : milieux troubles.

Résultats éloignés : août 1893 : 2 sclérotomies successives à deux mois d'intervalle ; pas de résultats.

Iridectomie en bas.

Champ visuel, acuité : V = perception lumineuse.

Tension : T ... normale.

Douleurs : disparues.

Chambre antérieure :   »

Examen ophtalmoscopique :   »

Transparence des milieux :   »

Derniers résultats : avril 1896.

Champ visuel, acuité : V = 0,1 difficilement sans amélioration par les verres.

Tension : normale.

Douleurs : disparues.

Chambre antérieure :   ?

Examen ophtalmoscopique : excavation, pâleur de la papille.

Transparence des milieux : milieux clairs.

OBSERVATION IV

Même auteur

Même malade. — OG.

Date du début : en 1888, quelques phénomènes prodromiques ;
pendant plusieurs années, pas de traitement.

Date du commencement du traitement : 1893.

Champ visuel, acuité : V = 1.   CV = normal.

Tension : normale.

Douleur : légères douleurs périorbitaires.

Chambre antérieure : normale.

Examen ophtalmoscopique : fond d'œil normal.

Transparence des milieux : milieux clairs.

Traitement employé : pommade (préférée au collyre qui n'agit
pas) de pilocarpine et d'ésérine, matin et soir.

Résultats immédiats : maintien du statu quo ante.

Résultats éloignés : août 1896, effet de la pommade moins prononcé qu'au début.

Champ visuel, acuité : CV = 60°, normale V = 0,8.

Tension : normale.

Douleurs : rares.

Chambre antérieure : peu profonde.

Examen ophtalmoscopique : pas d'excavation, anneau scléral
commence à se dessiner.

Transparence des milieux : milieux clairs.

Ces 2 observations de la même malade, que nous
devons à l'obligeance de notre maître, le Dr Rochon-
Duvigneaud, sont toutes deux dignes d'intérêt à des titres
différents. Pour l'œil droit, une iridectomie supérieure
n'a eu qu'une action très incomplète ; il a fallu, 8 mois
plus tard, avoir recours à des sclérotomies de la cicatrice qui sont restées tout à fait inefficaces. Mais une
deuxième iridectomie diamétrale a ramené la tension à

la normale et la vision à 1/10 : c'est un cas de supériorité très nette de l'iridectomie sur l'oulétomie. L'œil gauche, au contraire, a été maintenu pendant trois ans au stade prodromique par l'usage continuel des myotiques. Au bout de trois ans, il a encore une vision voisine de l'unité, et les lésions ne font que débuter au pôle postérieur de l'œil.

OBSERVATION V

Auteur : Personnelle

Age : 55 ans. — Sexe féminin. — OD.

Forme clinique : chronique irritative.

Date du début : en 1890, obnubilations et douleurs ; pas de traitement jusqu'en novembre 1894, où survient une attaque aiguë.

Date de l'opération : 9 novembre 1894.

Champ visuel, acuité : V = mouvements de la main à 1 mètre.

Tension : exagérée.

Douleurs : vives.

Chambre antérieure : effacée.

Examen ophtalmoscopique :   »

Transparence des milieux : milieux troubles.

Mode opératoire : iridectomie.

Résultats immédiats :

Champ visuel, acuité : V = perception lumineuse.

Tension : normale.

Douleurs : disparues.

Chambre antérieure :   »

Examen ophtalmoscopique :   »

Transparence des milieux : milieux troubles.

Résultats éloignés : 24 octobre 95, cataracte extraction simple.

Champ visuel, acuité : V = perception lumineuse.

Tension : normale.

Douleurs : passagères.

Chambre antérieure :   »

Examen ophtalmoscopique :   »
Transparence des milieux :   »
Derniers résultats :   20 février 1897.
Champ visuel, acuité : V abolie.
Tension : exagérée.
        Douleurs : vives.
Chambre antérieure: effacée.
Examen ophtalmoscopique: atrophie et excavation de la papille.
Transparence des milieux : milieux clairs.

Observation VI

Auteur : Personnelle

Age : 60 ans. —   Sexe: masculin.   OD.
Forme clinique : chronique irritative.
Date du début : novembre 1895.
Traitement par la pilocarpine, puis une attaque aiguë survient
    en novembre 1896.
Date de l'opération : 13 novembre 1896.
Champ visuel, acuité : V = mouvement de la main à $1^m,50$.
Tension : forte.
Douleurs : violentes.
Chambre antérieure : effacée.
Examen ophtalmoscopique :   »
Transparence des milieux : milieux troubles.
Mode opératoire : sclérotomie.
Résultats immédiats : huit jours après.
Champ visuel, acuité : V = mouvements de la main à $1^m,50$.
Tension : normale.
Douleurs : disparues.
Chambre antérieure :   »
Examen ophtalmoscopique :   »
Transparence des milieux : milieux troubles.
Résultats éloignés : 18 février 1897.
Champ visuel, acuité : V = abolie totalement.
Tension : hypertonie notable.
Douleurs : modérées.

Chambre antérieure : effacée.
Examen ophtalmoscopique : œil inéclairable.
Transparence des milieux : milieux opaques.
Iridectomie le 19 février 1897.
Derniers résultats : 20 août 1897.
Amaurose absolue.

Ces 2 dernières observations, que nous avons recueillies à la clinique des Quinze-Vingts, sont analogues à l'observation III et ont .toutes les deux l'amaurose comme terme ultime.

Deux séries importantes d'observations nous sont fournies par le travail d'Hirschberg et la thèse d'Hahnloser, dont nous nous sommes déjà servis pour le glaucome aigu.

Auparavant, il nous faut dire quelques mots des observations de Manolescu. Ce dernier a écrit, dans les *Annales d'Oculistique*, un long panégyrique de la sclérotomie de de Wecker. Il cite à l'appui de son dire une trentaine d'observations, dont 4 de glaucome chronique irritatif.

Or, sur ces 4 cas opérés par la sclérotomie, il y a 3 aggravations et une seule amélioration, sérieuse, il est vrai : ces résultats ne sont d'ailleurs que de trois mois postérieurs à l'opération. Aussi jugeons-nous inutile de nous étendre davantage sur ces observations.

Nous ne reviendrons pas de nouveau sur la façon dont Hirschberg arrive à rendre favorables, en apparence, des résultats fâcheux, en substituant l'acuité prise de près à celle de loin, ce qu'il fait trois fois sur les 10 observations ci-dessous résumées. De plus, dans l'une d'elles, il se contente de donner le degré de vision après l'intervention par ces mots : V == un peu améliorée.

Auteur : Hirschberg

Thérapeutique employée : 10 iridectomies.

1° Résultats immédiats

Nombre de cas :	10
Amaurose :	0
Aggravation :	2
Statu quo :	3
Amélioration légère :	3
Amélioration sérieuse :	1
Retour ad integrum :	0

2° Résultats de un à deux ans après le début du traitement

Nombre de cas :	6
Amaurose :	0
Aggravation :	1
Statu quo :	1
Amélioration légère :	4
Amélioration sérieuse :	0
Retour ad integrum :	0

3° Résultats éloignés (plus de trois ans après le début du traitement)

Nombre de cas :	2
Amaurose :	0
Aggravation :	1
Statu quo :	0
Amélioration légère :	1
Amélioration sérieuse :	0
Retour ad integrum :	0

Ce résumé indique suffisamment le peu de valeur de

ces 10 observations. six seulement donnent les résultats plus d'un an après l'opération ; les 4 cas manquants étaient immédiatement après l'intervention ; une amélioration, 2 *statu quo* et 1 aggravation. Leur absence influence la statistique dans un sens favorable sans aucun doute. Enfin. constatons simplement que sur 10 observations 2 s'étendent à une période de trois années.

C'est encore dans la thèse si remarquable d'Hahnloser que nous allons trouver 34 cas de glaucome irritatif observés pendant une moyenne de six ans.

Auteur : Hahnloser

Nombre d'observations :	34
Thérapeutique employée :	25 iridectomies.
	2 sclérotomies.
	4 iridectomies suivies de sclérotomies.
	3 traitements par les myotiques.

1° Résultats immédiats

Nombre de cas :	34
Amaurose :	7
Aggravation :	6
Statu quo :	8
Amélioration légère :	8
Amélioration sérieuse :	5
Retour ad integrum :	0

2° Résultats de un à deux ans après le début du traitement

Nombre de cas :	33
Amaurose :	8
Aggravation :	7
Statu quo :	10

Amélioration légère :   5
Amélioration sérieuse :   3
Retour ad integrum :   0

3° *Résultats éloignés (plus de trois ans après le début du traitement)*

Nombre de cas :   30
Amaurose :   12
Aggravation :   10
Statu quo :   3
Amélioration légère :   3
Amélioration sérieuse :   2
Retour ad integrum :   0

Hahnloser donne encore 30 résultats plus de trois ans après l'opération sur les 34 cas dont il a les résultats immédiats. L'importance des résultats éloignés est bien démontrée par ce fait que le chiffre des amauroses et des aggravations atteint 22 sur 30 trois ans après l'opération, alors qu'il n'est que de 13 sur 34 immédiatement après elle.

Il est dès lors facile de s'expliquer comment les auteurs, qui se contentent des résultats à six mois ou un an, obtiennent des moyennes de guérison fortement plus élevées que celle d'Hahnloser.

Cependant nous ne voulons encore rien déduire pour notre pronostic avant d'avoir réuni dans un résumé général tous les documents précédents.

1° *Résultats immédiats*

Nombre de cas :   54
Amaurose :   7   12,9 pour 100.
Aggravation :   13   24   —
Statu quo :   12   22,2   —

Amélioration légère :   15   27,7 pour 100
Amélioration sérieuse :   7   12,9   —
Retour ad integrum :   0

2° Résultats de un à deux ans après le début du traitement

Nombre de cas : 44.
Amaurose :   8   18,1 pour 100
Aggravation :   10   22,6   —
Statu quo :   12   27,2   —
Amélioration légère :   11   25   —
Amélioration sérieuse :   3   6,8   —
Retour ad integrum :   0

3° Résultats éloignés (plus de trois ans après le début du traitement)

Nombre de cas :   36
Amaurose :   14   39   pour 100
Aggravation :   12   30,3   —
Statu quo :   4   11,1   —
Amélioration légère :   4   11,1   —
Amélioration sérieuse :   2   5,6   —
Retour ad integrum :

Les opérations pratiquées ont été :

36 iridectomies.
9 sclérotomies.
5 iridectomies avec sclérotomie ultérieure.
4 traitements par les myotiques.

Aussitôt après l'opération, nous voyons que moins de la moitié des cas (40,6 pour 100) sont améliorés, que plus d'un tiers sont aggravés, le reste maintenu dans le *statu quo*, qui ne peut être considéré immédiatement comme un succès.

Un à deux ans plus tard, le nombre des améliorations est déjà bien plus restreint (31,8 pour 100). Une grande partie (40,7 pour 100) s'est aggravée ; le reste est dans le *statu quo* (27,2 pour 100). A cette période, il peut être considéré comme favorable : nous aurons donc ainsi environ 60 pour 100 de résultats favorables contre 40 pour 100 de résultats fâcheux.

Cette augmentation du nombre des aggravations, à mesure que l'on s'éloigne du début du traitement, est encore naturellement plus marquée, plus de trois ans après ce début. Alors la plus grande partie (72,3 pour 100) est en voie d'amaurose ou à l'état de cécité complète, pendant que l'amélioration ne s'est maintenue que pour une très faible quantité, et que le *statu quo* n'existe plus que pour environ un dixième (11,1 pour 100) des glaucomes traités.

Le pronostic du glaucome chronique irritatif nous apparaît donc comme vraisemblablement des plus mauvais, plus fâcheux que celui du glaucome aigu, pour lequel l'affection semble arrêtée dans à peu près la moitié des cas.

Pour le glaucome chronique irritatif, il n'y a pas même un tiers des cas où l'affection soit arrêtée ou plus exactement ralentie dans son évolution. L'amaurose semble fatale pour le plus grand nombre et n'est peut-être qu'une question de temps pour la presque totalité.

CHAPITRE III

LE PRONOSTIC DU GLAUCOME CHRONIQUE SIMPLE

1° LE PRONOSTIC DES AUTEURS. — Dans le mémoire de
1858, de Græfe n'avait pas exprimé son opinion sur les
résultats de l'iridectomie dans le glaucome chronique :
il avait été frappé du nombre de cas qui, après une amélioration de quelques mois, s'aggravaient de nouveau.
Cependant il formule comme règle que le pronostic est
d'autant plus mauvais que l'excavation du nerf optique
a commencé plus tôt et que le champ visuel est plus
rétréci.

Ce n'est qu'en 1870 qu'il donne les bases du pronostic
tel qu'il est resté à peu de choses près jusqu'à nos jours.

Dans une première catégorie il place les cas dans lesquels l'opération est suivie d'une amélioration progressive de la vision et d'une diminution de la tension : elle
comprendrait 50 pour 100 des yeux opérés.

Le *statu quo* serait obtenu pour une deuxième catégorie avec une ou deux opérations : succès déjà moins nets
qu'il évalue à 25 pour 100.

Enfin, une troisième catégorie n'avait que des résultats temporaires transformés quelquefois en durables par
une deuxième intervention.

De plus, 2 pour 100 des opérations seraient immédiatement suivies de la perte de l'œil par évolution maligne.

En résumé, de Græfe évalue le nombre des résultats favorables à 75 0/0 : 50 pour 100 d'améliorations progressives et 25 pour 100 de *statu quo*.

Ces chiffres ne semblent pas avoir été admis sans réserves par tous les auteurs. Le Professeur Panas écrit que « les insuccès sont la règle dans la forme chronique simple » pour l'iridectomie et se déclare partisan d'un traitement persévérant par les myotiques en ajoutant, s'il le faut, la sclérotomie. Cette médication par les myotiques, préconisée par le Professeur Panas, semble d'ailleurs vouloir s'imposer de plus en plus dans le traitement du glaucome simple.

« D'ordinaire, par l'opération, l'acuité visuelle est maintenue dans le *statu quo*, tout au plus est-elle légèrement améliorée, » déclare Fuchs. Et plus loin il parle des cas malheureux dans lesquels l'intervention semble précipiter la marche de l'affection.

Le D' Laska a fait une statistique avec 39 observations prises par Fuchs pendant une période d'une durée moyenne de cinq ans : c'est dire toute l'importance qu'il faut y attacher.

Il trouve que, dans 19 cas, il y a eu amélioration légère ou *statu quo*, et dans 20 cas il y a eu aggravation. Cela ne fait donc que 50 pour 100 de cas favorables, au lieu des 75 pour 100 de de Græfe.

Avec de Wecker le pronostic semble être moins pessimiste et se rapproche presque entièrement de celui de de Græfe : « Il y a donc une série de cas de glaucome chronique simple que nous évaluons à 30 pour 100 des cas, dans lesquels l'iridectomie n'enraye nullement la marche de l'affection. »

Par la suite, M. de Wecker a dû trouver son appréciation première par trop optimiste, car, pour expliquer la proportion si forte d'échecs opératoires, il a émis l'hypothèse du faux glaucome sur lequel il va rejeter la plus grande partie des cas malheureux, en arrivant presque à dire : ce qui ne guérit pas par une opération antiglaucomateuse n'est pas du glaucome.

De Græfe avait vu que l'on ne trouve pas toujours un rapport rationnel entre le degré d'excavation du nerf optique et les symptômes d'augmentation de pression. « Nous ne pouvons nous expliquer ici l'excavation de la papille par une augmentation de pression, puisque tous les autres symptômes qui doivent accompagner cette augmentation font défaut. »

En 1864, Haffmann, élève de Donders, dans un mémoire sur le glaucome, fait rentrer l'amaurose avec excavation dans le glaucome. La même année, de Græfe se range aux idées de Donders et considère l'amaurose avec excavation comme faisant partie du glaucome simple.

M. de Wecker a donc séparé à nouveau du glaucome simple l'amaurose avec excavation et l'a appelée faux glaucome.

Mais cette hypothèse de M. de Wecker résiste mal à la critique. Voici les sérieux arguments que nous devons, sur ce point, à l'extrême obligeance de notre maître, M. Rochon-Duvigneaud :

« De Wecker prétend que, si l'on voit un trop grand nombre de glaucomes chroniques non guéris par l'opération, c'est que l'on fait des erreurs de diagnostic et que l'on range dans les glaucomes chroniques des cas où l'excavation est due non à une augmentation de tension, mais à un ramollissement de la papille qui cède à une tension normale. Si l'on compare l'excavation glaucomateuse à une hernie vue par en dedans, on devrait admettre, d'après M. de Wecker, qu'à côté de la hernie de force — glaucome — il y a une hernie de faiblesse — faux glaucome.

Mais ce ramollissement de la papille est une simple hypothèse qui se soutient difficilement. Pour la défendre, M. de Wecker est obligé de faire appel à toute son imagination :

Pour expliquer que ce faux glaucome a les mêmes symptômes que le vrai, moins l'hypertonie appréciable, il lui faut aller jusqu'à supposer *que la même maladie qui a entraîné le ramollissement de la papille peut aussi porter ses effets sur les fibres de la troisième paire, en particulier sur les nerfs ciliaires !*

Une hypothèse gratuite en appelle une autre non moins gratuite, et de Wecker suppose encore (!) que dans le faux glaucome les opérations seraient mauvaises, mais que les myotiques, aptes à réduire la tension oculaire *même physiologique* (?), donneront de bons résultats. Cette fausseté du glaucome ne serait-elle qu'apparente ?

M. de Wecker cherche aussi à établir que l'on peut faire des erreurs de diagnostic dans les cas d'atrophie papillaire portant sur des papilles à vastes excavations physiologiques. Cette cause d'erreur est certainement fort rare et assurément ne peut se rencontrer dans la moitié des cas où l'opération n'arrête pas le glaucome simple.

Si nous envisageons la question de plus haut, nous

voyons que M. de Wecker est resté dans cette idée que dans le glaucome tout est sous la dépendance de l'hypertonie. Il ne veut pas admettre d'autre facteur et dès lors nie le glaucome chaque fois qu'une opération hypotonisante n'amène pas la guérison. C'est, je crois, une vue étroite de la question, si elle a le mérite de la précision et de la simplicité. Mais avec de Græfe tout le monde a compris qu'il y avait des cas de glaucome où l'on ne pouvait établir de relations précises entre la chute de la vision et le degré peu élevé de la tension. De Wecker a essayé d'expliquer ces difficultés par le faux glaucome ; mais la gratuité de cette hypothèse apparaît bien dans la faiblesse des arguments qu'il avance pour la soutenir. »

Cette réfutation de la doctrine du faux glaucome nous semble plus que suffisante pour n'avoir pas à tenir compte de cette pseudo-affection dans l'établissement du pronostic du glaucome simple.

Nous ne nions pas la difficulté qu'il y a à rapporter à l'hypertonie certaines excavations à type glaucomateux, nous croyons seulement que l'explication n'est pas celle donnée par M. de Wecker.

Nous citerons, à titre de document, les conclusions de Schnabel sur l'examen clinique et anatomo-pathologique d'un cas de glaucome chronique double avec hypertonie minime, modifications iriennes peu prononcées, excavations glaucomateuses caractéristiques : V == 1/2 des deux côtés, CV == presque normaux. Schnabel a trouvé une atrophie des nerfs optiques s'étendant au-delà du chiasma, ce qui lui a fait penser qu'il s'agissait d'un processus glaucomateux portant sur le nerf optique et y déterminant une névrite interstitielle.

C'est bien la preuve qu'il y a autre chose dans le glaucome que l'hypertonie et que les opérations ne peuvent rien contre ce quelque chose.

Pour que la thérapeutique fasse un pas, il faudrait que toutes les inconnues du problème fussent connues : tant que nous resterons en présence de cet x mystérieux, il y aura toujours place pour le roman médical.

2° OBSERVATIONS ET STATISTIQUES. — Comme pour le glaucome aigu et le glaucome irritatif, nous n'avons pu utiliser toutes celles que nous avons trouvées.

Ce sont d'abord 2 observations du professeur Quaglino, les 2 dernières de ses 5 observations sur la sclérotomie. L'une ne donne que des résultats immédiats sans indiquer d'ailleurs l'acuité ni avant ni après l'opération ; l'autre donne des résultats fort vagues ou peu encourageants : $V =$ améliorée, et $V = 0$; sans dire combien de temps après l'opération ils ont été notés.

Puis 3 observations de Windsor (Manchester Hospital, 1866) qui sont réduites à fort peu de chose : 2 ne donnent aucun résultat, et la troisième se contente de résultats à un mois.

C'est encore une statistique du Dr Bull de New-York (1889) de 150 iridectomies pour 180 glaucomes chroniques : le manque de précision nous interdit de nous en servir. La voici, d'ailleurs :

Dans 2 cas, vision améliorée, quelques mois des deux côtés ;

Dans 10 cas, vision améliorée, quelques mois pour un seul œil ;

Dans 8 cas, *statu quo* pour les deux yeux ;

Dans 20 cas, *statu quo* pour un des yeux ;

Dans 40 cas, vision périclite lentement pour les deux yeux ;

Dans 28 cas, vision périclite lentement pour un des deux yeux ;

Dans 2 cas, perte rapide de la vision pour les deux yeux ;

Dans 8 cas, perte rapide de la vision pour un des deux yeux.

Telle est cette statistique, dont il est impossible de rien conclure sans avoir le détail des observations.

Enfin, nous en résumerons une qui, bien qu'incomplète, n'en offre pas moins un réel intérêt : Priestley Smith, dans l'*Ophtalmic Review* de 1886, cite un cas extraordinaire de durée d'un glaucome chronique double.

Le malade vu en 1865 par Bowman avait :

$$OD : T = + 1, V = 2/3$$
$$OG : T = + 1, V = 1/2$$

Vingt ans après, en 1885, Priestley Smith trouve :

$$OD : T = + 1, V = 1/3$$
$$OG : T = + 1, V = 1/5 \text{ environ}$$

Les deux yeux présentaient une excavation glaucomateuse considérable. Priestley Smith pratiqua une double iridectomie, qui donna comme résultat : $V = 1/2$ des deux côtés.

L'opportunité d'une intervention chirurgicale est extrêmement discutable ; d'abord du fait de l'extrême lenteur de la marche de l'affection, ensuite du fait de l'excavation qui s'accompagnait d'un degré plus ou moins avancé d'atrophie à laquelle l'iridectomie ne pouvait être utile.

— 83 —

Il nous eût semblé plus rationnel, dans le cas actuel,
d'instituer un traitement par les myotiques qui eût sans
doute donné d'aussi bons résultats. L'ignorance dans
laquelle nous sommes de ce qu'il en advint par la suite
nous empêche de juger la question.

OBSERVATION 1

Auteur: ABADIE (*Annales d'Oculistique.* 1881, 1ᵉʳ semestre, p. 236)

Age : 22 ans. — Sexe : masculin. — OD.
Forme clinique : chronique simple.
Date du début : 1873, douleurs périorbitaires périodiques.
          1877, persistance des douleurs.
Date de l'opération : 1887.
Champ visuel, acuité : V — 1/4, CV = rétréci nasal.
Tension : pas très élevée.
Douleurs : vives.
Chambre antérieure :   »
Examen ophtalmoscopique : excavation énorme.
Transparence des milieux : milieux clairs.
Mode opératoire : iridectomie.
Suites immédiates : deux mois après.
Champ visuel, acuité : V = 1/2, CV normal.
Tension : normale.
Douleurs : disparues.
Chambre antérieure :   »
Examen ophtalmoscopique :   »
Transparence des milieux :   »
Résultats éloignés : 1881. Cicatrice cystoïde.
Champ visuel, acuité : CV normal, V — 1/2.
Tension : normale.
Douleurs : disparues.
Chambre antérieure : »
Examen ophtalmoscopique :   »
Transparence des milieux :   »
Derniers résultats :   »

Observation II

Même auteur

Même malade. — OG.
Forme clinique : chronique simple.
Date du début : 1873.
Date de l'opération : 1877.
Champ visuel, acuité : CV = rétréci nasal, V = 1/3.
Tension : pas très élevée.
Douleurs vives.
Chambre antérieure :
Examen ophtalmoscopique : grande excavation.
Transparence des milieux : transparence parfaite.
Mode opératoire : iridectomie.
Résultats immédiats : deux mois après.
Champ visuel, acuité : CV rétréci nasal, V = 1/4.
Tension : normale.
Douleurs : disparues.
Chambre antérieure :   »
Examen ophtalmoscopique :   »
Transparence des milieux :   »
Résultats éloignés : 1881, cicatrice linéaire.
Champ visuel, acuité : CV considérablement rétréci, V = 1/8.
Tension : plus élevée qu'à droite.
Douleurs :   »
Chambre antérieure :   »
Examen ophtalmoscopique : excavation très profonde.
Transparence des milieux :   »
Mode opératoire : sclérotomie.
Derniers résultats : 6 mois après.
Champ visuel, acuité : CV même état, V = 1/4.

Les observations I et II se rapportent à un double glaucome simple, chez un sujet jeune. L'O. D. opéré d'iridectomie a eu une sérieuse amélioration, qui persiste encore quatre ans après. L'O. G. a subi également une iridectomie qui a donné d'assez bons résultats pendant quatre ans. Puis la vision a baissé, et le tonus s'est accru : une sclérotomie est pratiquée et donne à six mois de bons résultats. Mais il est impossible de rien préjuger de l'avenir, puisque la première intervention avait été suivie d'une amélioration de plusieurs années, et que la récidive n'en est pas moins survenue.

OBSERVATION III

Auteur : LOGETCHNIKOW

Age : ». — Sexe : ». — OD.
Forme clinique : chronique simple.
Date du début : 1872.
Date de l'opération : 1872.
Mode opératoire : iridectomie.
Résultats immédiats : succès parfait.
Résultats éloignés : 1881, dégénérescence glaucomateuse.

OBSERVATION IV

Même auteur

Même malade. — OG.
Forme clinique : chronique simple.
Date du début : 1880.
Date de l'opération : 1881.
Champ visuel, acuité : CV normal, V = 3/4.
Tension : T = + 1.
Douleurs : »
Examen ophtalmoscopique : pas d'excavation.
Transparence des milieux : milieux troubles.
Mode opératoire : iridectomie.
Résultats immédiats : succès de courte durée.

Résultats éloignés : De 1881 à 1890, Logetchnikow pratique :
4 sclérotomies doubles, une cicatrisotomie.
2 sclérotomies simples.
Chaque opération est suivie d'un succès de courte durée.
Derniers résultats : 1890, dégénérescence glaucomateuse.

Ces deux observations de double glaucome simple, se terminant toutes deux par la dégénérescence glaucoma- teuse en dépit de la thérapeutique la plus tenace, sont vraiment décourageantes. Aussi Logetchnikow nie-t-il toute efficacité du traitement antiglaucomateux et en re- vient-il au pronostic d'incurabilité de Desmarres père. Ce pessimisme exagéré ressemble par trop à l'ignorance des résultats obtenus, alors même qu'ils seraient, comme nous croyons, moins brillants que ceux généralement admis. Avec M. Manolescu l'espoir va renaître : dans son chaud plaidoyer pour la sclérotomie, nous avons pris 31 observa- tions de glaucome simple, dont voici le résumé :

Auteur : MANOLESCU

Nombre d'observations : 31.
Thérapeutique employée : 31 sclérotomies.

1° *Résultats immédiats*

Nombre de cas :	31
Amaurose :	0
Aggravation :	3
Statu quo :	8
Amélioration légère :	16
Amélioration sérieuse :	4
Retour ad integrum :	0

2° Résultats de un à deux ans après le début du traitement

Nombre de cas :   1
Amaurose :   0
Aggravation :   0
Statu quo :   1
Amélioration légère :   0
Amélioration sérieuse :   0
Retour ad integrum :   0

3° Résultats éloignés (plus de trois ans après le début du traitement)

Nombre de cas : *néant.*

Tout commentaire est inutile ; l'absence totale des résultats éloignés diminue de beaucoup la valeur des observations de M. Manolescu. Cependant nous ferons remarquer que, dans les premiers mois qui ont suivi l'opération, 2 cas sur 31 ont récidivé et ont nécessité une deuxième intervention.

Nous signalerons aussi les nuances subtiles que M. Manolescu emploie dans l'appréciation de l'acuité visuelle. Nous voyons, par exemple, dans plusieurs de ses observations :

Avant l'opération : V = 1/3 difficilement.
Après l'opération : V = 1/3 facilement.

Ce n'est, en somme, qu'un *statu quo* déguisé.

Nous ne reviendrons plus sur la manière dont Hirschberg corrige avec des verres convexes forts les effets du hasard et des opérations pour les 25 observations qu'il nous donne.

Auteur : HIRSCHBERG

Nombre d'observations : 25.
Thérapeutique employée : 24 iridectomies.
                                   1 sclérotomie.

1° *Résultats immédiats*

Nombre de cas :	25
Amaurose :	3
Aggravation :	6
Statu quo :	11
Amélioration légère :	3
Amélioration sérieuse :	2
Retour ad integrum :	0

2° *Résultats de un à deux ans après le début du traitement*

Nombre de cas :	21
Amaurose :	4
Aggravation :	6
Statu quo :	9
Amélioration légère :	1
Amélioration sérieuse :	1
Retour ad integrum :	0

3° *Résultats éloignés (plus de trois ans après le début du traitement)*

Nombre de cas :	11
Amaurose :	4
Aggravation :	5
Statu quo :	1
Amélioration légère :	0
Amélioration sérieuse :	1
Retour ad integrum :	0

Vingt-cinq résultats immédiats et seulement 11 résultats éloignés ! Les 14 manquants modifieraient sans doute la proportion des cas défavorables, qui atteint 9 sur 11. Ce n'est pas sur ces derniers résultats qu'Hirschberg devait s'appuyer pour défendre l'iridectomie contre les attaques de Mauthner. C'est ce qui prouve une fois de plus que ce sont seulement les résultats éloignés qui font le pronostic et non pas tous les résultats, quelle que soit leur durée d'observation.

C'est le même reproche qu'il faut faire aux observations du Dr Sgrosso :

Auteur : Sgrosso

Nombre de cas : 9.
Thérapeutique employée : incision du tissu de l'angle irien (opération de Vincentiis).

1° Résultats immédiats

Nombre de cas :	9
Amaurose :	0
Aggravation :	0
Statu quo :	2
Amélioration légère :	4
Amélioration sérieuse :	3
Retour ad integrum :	0

2° Résultats de un à deux ans après le début du traitement

Nombre de cas :	5
Amaurose :	0
Aggravation :	1
Statu quo :	1
Amélioration légère :	2
Amélioration sérieuse :	1
Retour ad integrum :	0

3° Résultats éloignés (plus de trois ans après le début du traitement)

Nombre de cas : néant.

Les résultats immédiats et les résultats à un an sont très satisfaisants, ce qui nous fait regretter d'autant plus l'absence de résultats plus anciens pour nous éclairer sur la valeur de l'opération de Vincentiis, qui est encore peu connue.

Mais le manque absolu de résultats éloignés nous empêche de rien conclure.

Comme pour le glaucome aigu, comme pour le glaucome irritatif, c'est encore Hahnloser qui va nous apporter le plus fort appoint et comme marche et comme nombre et comme valeur d'observations : elles ont une durée moyenne de six à huit ans.

Auteur: HAHNLOSER

Nombre de cas : 47.

Thérapeutique employée: 23 iridectomies ;

12 sclérotomies ;

1 iridectomie répétée ;

1 iridectomie suivie de sclérotomie ;

2 sclérotomies répétées ;

1 sclérotomie répétée deux fois ;

7 traitements myotiques.

1º Résultats immédiats

Nombre de cas :	47
Amaurose :	1
Aggravation :	14
Statu quo :	18
Amélioration légère :	10
Amélioration sérieuse :	4
Retour ad integrum :	0

2º Résultats de un à deux ans après le début du traitement

Nombre de cas :	47
Amaurose :	3

Aggravation :   18
Statu quo :   13
Amélioration légère :   8
Amélioration sérieuse: 5
Retour ad integrum :   0

3° Résultats éloignés (plus de trois ans après le début du traitement)

Nombre de cas :   42
Amaurose :   12
Aggravation :   10
Statu quo :   9
Amélioration légère :   7
Amélioration sérieuse :   4
Retour ad integrum :   0

Par leur nombre, ce sont les observations d'Hahnloser qui vont l'emporter de beaucoup dans le résumé général. Surtout dans les résultats éloignés, où les observations des autres auteurs font en général défaut, les 42 que nous donne Hahnloser vont déterminer le pronostic.

Résumé général

Nombre d'observations : 113.
Thérapeutique employée : 47 iridectomies ;
                    45 sclérotomies :
                     9 opérations de Vincentiis ;
                     1 iridectomie suivie de sclérotomie.
                     1 iridectomie répétée ;
                     3 sclérotomies répétées ;
                     7 traitements myotiques.

1° Résultats immédiats

Nombre de cas :   113
Amaurose :   4   3,5   pour 100
Aggravation :   24   21,2   —

Statu quo :	39	34,5	pour 100
Amélioration légère :	33	29,2	—
Amélioration sérieuse :	13	11,5	—
Retour ad integrum :	0		

2° Résultats de un a deux ans après le début du traitement

Nombre de cas :	79		
Amaurose :	7	8,8	pour 100
Aggravation :	27	34,1	—
Statu quo :	25	31,6	—
Amélioration légère :	11	13,9	—
Amélioration sérieuse :	9	11,3	—
Retour ad integrum :	0		

3° Résultats éloignés (plus de trois ans après le début du traitement)

Nombre de cas :	58		
Amaurose :	18	31	pour 100
Aggravation :	16	27,5	—
Statu quo :	11	18,9	—
Amélioration légère :	7	12	—
Amélioration sérieuse :	6	10,3	—
Retour ad integrum :	0		

Dans les mois qui suivent immédiatement l'opération, une grande partie (40,7 pour 100) sont améliorés : un tiers maintenu dans le même état qu'avant l'opération, un quart vont plus mal (24,7 pour 100). Parmi ces aggravés, nous voyons 3,50 pour 100 devenus amaurotiques à la suite de l'intervention : c'est presque le double de ce qu'avait indiqué de Græfe commme évolution maligne (2 pour 100).

Un an plus tard, les cas maintenus dans le *statu quo* forment encore le tiers environ (31,6 pour 100) : les améliorations sont considérablement réduites, à un quart.

(25,2 pour 100), pendant que les aggravations et les amauroses constituent une forte partie (42,9 pour 100).

Ce nombre va d'ailleurs aller en croissant, et les résultats fâcheux vont atteindre et dépasser en trois ans la moitié des cas arrivant presque à en constituer les trois cinquièmes (58,5 pour 100). Les *statu quo* et les améliorations sont réduits à une faible proportion : respectivement moins d'un cinquième (18,9 0/0) et moins d'un quart (22,3 pour 100).

Nous voilà donc bien loin des statistiques de de Græfe dont Fuchs s'était déjà notablement écarté ; si nous comparons entre elles ces trois statistiques, nous avons :

	De Græfe	Fuchs	personnelle.
Résultats favorables :	75 pour 100,	50 pour 100,	41,2 pour 100

Nous ne sommes pas très éloignés des chiffres de Fuchs : nous sommes presque en concordance avec les chiffres de Hahnloser, ce qui était prévu, puisque sur 58 résultats éloignés. nous en avons 42 qui proviennent de cet auteur.

Étant donnée la lenteur d'évolution de certains glaucomes (voir le cas de Priestley Smith, cité plus haut), il est permis de supposer qu'avec une période d'observations plus longue encore la proportion des cas où l'affection a continué à progresser serait plus forte. De Græfe avait dit que 50 pour 100 des cas opérés présentaient une amélioration progressive : il serait plus juste de dire une aggravation progressive.

Notre pronostic sera donc sensiblement le même que celui de Fuchs. Dans plus de la moitié des cas, le traitement n'arrête nullement la marche du glaucome chronique simple.

RÉSUMÉ

Quarante ans après la découverte de de Græfe, il nous paraît permis de chercher à faire la part de ce qui revient à l'enthousiasme dans l'appréciation des résultats obtenus.

Cet enthousiasme, nous le comprenons ; il faut songer qu'avant de Græfe tout glaucomateux était condamné à la cécité. Guérir un cas de glaucome fut considéré comme chose merveilleuse. Mais l'admiration ne doit pas rendre aveugle, la recherche de la vérité doit passer avant toute question d'autorité.

Avant tout, il faut voir les choses telles qu'elles sont. Le glaucome, indépendamment de l'hypertonie, son caractère essentiel, présente des tendances dystrophiques du côté du nerf optique qu'il ne faut pas méconnaître, qui sont au maximum dans le glaucome chronique, au minimum dans le glaucome aigu et qui sont *ce qui échappe à l'action curative de l'iridectomie* (transformation de quelques cas de glaucomes aigus en glaucomes chroniques à la suite des opérations).

On ne guérit pas le glaucome comme on vide un fût en ouvrant un robinet. Les choses sont beaucoup moins simples.

Rappelons les résultats de nos statistiques :
Pour le glaucome aigu :

47,2 pour 100 de résultats favorables ;
52,3   —   de résultats défavorables.

Pour le glaucome irritatif :

27,0 pour 100 de résultats favorables ;
72,3   —   de résultats défavorables.

Pour le glaucome simple :

41,2 pour 100 de résultats favorables ;
58,5   —   de résultats défavorables.

N'aurions-nous par ce modeste travail, que nous sommes les premiers à considérer comme *provisoire*, que : 1° engagé les ophtalmologistes à fournir le plus possible de cas de glaucome longuement observés ; 2° fait ressortir le fait connu de tous de l'insuffisance relative du traitement actuel du glaucome, la nécessité de chercher mieux encore, nous nous en estimerions très satisfaits.

INDICATIONS BIBLIOGRAPHIQUES

Fuchs, *Manuel d'Ophtalmologie.*

Galezowski, *Du glaucome sympathique* (Recueil d'Ophtalmologie, août 1883).

De Graefe, *Archiv für Ophtalmologie*, de 1857 à 1870.

Hahnloser, *Die Erfolge der Glaucombehandlung* (thèse inaugurale, Zurich, 1896).

Hirschberg, *Du pronostic de l'opération contre le glaucome* (*Archiv für Ophtalmologie*, 1878).

Manolescu, *De la sclérotomie dans les affections glaucomateuses* (*Annales d'Oculistique*, 1880).

Pflüger, *Operazioni moderne del glaucoma* (Archivio di Ottalmologia, aprile, 1894).

Panas, *Traité des maladies des yeux.*

Quaglino, *Annali di Ottalmologia*, 1871.

Rochon-Duvigneaud, *Recherches sur l'angle de la chambre antérieure et le canal de Schlemm* (thèse inaugurale, Paris, 1892). — *Traitement du glaucome* (Gazette des Hôpitaux, 22 juin 1895).

Schnabel, *Contribution à la doctrine du glaucome* (*Archiv für Ohren und Augenkheilkunde*, 1879).

Sgrosso, *Contribuzione clinica alla cura del glaucoma merce la insisione del tessuto dell' angolo irideo.* — *Lavori della clinica oculistica della R. Universita di Napoli* (marzo 1896).

De Vincentiis, *Revue générale d'Ophtalmologie*, 1895.

De Wecker, *Traité d'Ophtalmologie*, de Wecker et Landolt.

TOURS. IMPRIMERIE DESLIS FRÈRES, RUE GAMBETTA, 6.